全科医学概论与临床实践

杨栋梁 宋桂兰 刘坚 刘光宝 王陶伟 潘素华 主编

吉林科学技术出版社

图书在版编目（ＣＩＰ）数据

全科医学概论与临床实践 / 杨栋梁等主编. -- 长春：
吉林科学技术出版社，2024. 8. -- ISBN 978-7-5744
-1717-5

Ⅰ. R499

中国国家版本馆 CIP 数据核字第 2024L1F704 号

全科医学概论与临床实践

主　　编　杨栋梁　等
出 版 人　宛　霞
责任编辑　李亚哲
封面设计　王　丹
制　　版　王　丹
幅面尺寸　185mm×260mm
开　　本　16
字　　数　150 千字
印　　张　10.25
印　　数　1~1500 册
版　　次　2024 年8月第1版
印　　次　2024年10月第1次印刷

出　　版　吉林科学技术出版社
发　　行　吉林科学技术出版社
地　　址　长春市福祉大路5788 号出版大厦A 座
邮　　编　130118
发行部电话/传真　0431-81629529 81629530 81629531
　　　　　　　　　　81629532 81629533 81629534
储运部电话　0431-86059116
编辑部电话　0431-81629510
印　　刷　廊坊市印艺阁数字科技有限公司

书　　号　ISBN 978-7-5744-1717-5
定　　价　62.00元

《全科医学概论与临床实践》

编委会

主　编

　　杨栋梁　（赣州市人民医院（南方医院赣州医院））

　　宋桂兰　（江西省吉安市新干县人民医院）

　　刘　坚　（江西省信丰县人民医院）

　　刘光宝　（上犹县人民医院）

　　王陶伟　（东莞石碣医院）

　　潘素华　（山东省菏泽市牡丹人民医院）

副主编

　　何海浪　（深圳市宝安区福永人民医院）

　　王　玥　（松原吉林油田医院）

　　陈云明　（赣南医科大学附属第一医院南康院区）

　　廖丽丽　（龙南市东江乡卫生院）

　　郭小亭　（南康区第二人民医院）

　　常　青　（河南省洛阳正骨医院（河南省骨科医院））

　　吴庆亚　（连云港市第一人民医院）

　　夏杰平　（仪征市中医院）

　　王　强　（重庆市北碚区精神卫生中心）

　　罗　丹（宜宾市第四人民医院）

前　　言

  本书对全科医学进行了概述。全科医学涵盖了临床主要学科，包括内科、外科、妇产科、骨科等，系统论述了各科疾病的概述、诊断和鉴别诊断、治疗方案、护理及医院管理等方面，尤其注重新进展、新方法的介绍。本书立足于临床，实用性很强，将理论与临床案例相结合，让理论不再枯燥乏味，以期能够适应全科医学的发展需求，内容系统、新颖、重点突出，是一套全面而实用的参考用书，对医院工作具有良好的指导意义。

目　录

第一章　全科医学的定义与基本概念

第一节　全科医学、全科医疗和全科医师

全科医学又称为家庭医学，诞生于 20 世纪 60 年代（为了避免概念的混乱，以下全部使用"全科医学"）。它是在西方国家通科医师长期实践经验的基础上，综合现代生物医学、行为科学和社会科学的最新研究成果，用于指导医师从事基层医疗保健第一线服务的知识技能体系。1968 年美国家庭医疗委员会成立，并于 1969 年成为美国第 20 个医学专科委员会，表明了家庭医学专业学科的诞生，这是该学科建立的第一个里程碑。这新型学科于 20 世纪 80 年代后期传入中国。1993 年 11 月，中华医学会全科医学分会成立，标志着我国全科医学学科的诞生。

一、全科医学

（一）全科医学的定义

全科医学是面向社区与家庭，整合临床医学、预防医学、康复医学及人文社会学科相关内容于一体的综合性医学专业学科，是临床二级学科。其范围涉及各年龄段、性别、各个器官系统及各类疾病。其主旨是以人为中心、以家庭为单位、以整体健康的维护与促进为方向的长期负责式照顾，并将个体与群体健康照顾融为一体。

（二）全科医学的学科特点

全科医学的学科特点是范围广、内容丰富，与其他各专科既相互交叉，又有自己独特的知识技能和态度/价值观。与窄而深的专科医学比较，全科医学的学科范围宽而深度较浅。作为社区卫生服务中的骨干学科与学术核心，它为解决个人、家庭与社区的主要健康问题、维护与促进个体及群体健康的需要，将各科相关知识、技能有机地

整合为一体。这一学科需要对社区和家庭中各类服务对象的基本卫生服务需求有全面而透彻的研究与把握，注意其个性、家庭、生活方式和社会环境，从宽广的背景上考察健康和疾病及其相互关系，在社区条件下做出适当的评价和干预。为此，全科医学必须对服务对象的卫生服务需求和各相关学科的发展保持高度的敏感性与开放性，从而能全方位汲取营养，在理论与实践的结合中不断完善自身。

（三）全科医学的哲学方法

全科医学的哲学方法是整体论，它需要以现代医学的成果来解释发生在患者身上局部和整体的变化。例如，它应用神经科学、免疫学和内分泌学的成果来解释与心身相关现象。它应用一般系统论来解释人的生物机体和家庭、社区、社会与自然环境等不同层次系统之间的相互作用及功能变化，进而解释患者的生物、心理、社会因素之间的关系。它应用流行病学方法来判断和积累临床医疗知识。

二、全科医疗

（一）全科医疗的定义

全科医疗是将全科医学理论应用于患者、家庭和社区照顾的一种基层医疗保健的专业服务，是社区卫生服务中的主要医疗形式。它是一种集合了许多学科领域内容的一体化的临床专业，除利用其他医学专业的内容以外，它还强调运用家庭理论、人际关系、咨询及心理治疗等方面的知识技能提供服务。

（二）全科医疗的特点

（1）全科医疗强调持续性、综合性、个体化的照顾。它强调早期发现并处理疾病；强调预防疾病和维持健康；强调在社区场所、在家庭对患者提供服务，并在必要时协调利用社区内外的其他资源。其最大特点是强调对当事人的"长期负责式照顾"，这意味着其关注中心是作为整体人的服务对象，并对其长期负有管理责任。只要全科医师与服务对象建立了某种契约关系，就应随时关注他们的身心健康，对其主观和客观的、即刻与长期的各种卫生需求做出及时的评价和反应，而且无论何时何地都不能放弃这种责任。

（2）全科医疗服务内容贯穿人的生命周期。从妇女围生期保健、新生儿保健、少儿保健、青年保健、中年保健、老年保健，乃至濒死期与死亡护理，每个阶段都有其特定的生理、心理与社会方面的健康危险因素与疾病。

（3）随着卫生改革的实施，全科医疗被赋予越来越重要的社会责任。因此，其服务涉及的知识技能也在日益增多。在知识方面，要对个人和家庭提供长期负责式的服务，就应对健康水平（不仅是疾病）的评估、疾病的预测、各年龄段不同症状的含义、疾病对家庭的冲击和家庭资源的利用等有所了解；要提供以人口为基础的服务，就需要更多的流行病学、统计学知识，以及与社区健康促进相关的各种工作能力；要做好医疗保险系统的"守门人"，就需要更全面地关注全科医疗服务中成本—效果与成本—效益的要求、社区卫生服务及全科医疗管理的技术；要影响卫生政策和卫生资源投向，就需要与服务对象和决策者进行更经常而有效的对话；等等。这些实践中的需要将进一步推动全科医学的研究与学科的发展建设，并吸纳更优秀的专业人员，壮大全科医师的队伍。

三、全科医师

（一）全科医师的定义

全科医师，是执行全科医疗的卫生服务提供者。全科医师是对个人、家庭和社区提供优质、方便、经济有效、一体化的基础性医疗保健服务，进行生命、健康与疾病的全过程、全方位负责式管理的医师。其服务涵盖不同的性别、年龄的对象及其生理、心理、社会各层面的健康问题；其应能在所有与健康相关的事务上，为每个服务对象当好健康代理人。

（二）全科医师的角色

1.对患者与家庭

（1）医师：负责常见健康问题的诊治和全方位、全过程管理，包括疾病的早期发现、预防、康复与终末期服务。

（2）健康代理人：负责健康的全面维护，促进健康生活方式的形成；定期进行适宜的健康检查，早期发现并干预危险因素；作为患者与家庭的医疗代理人对外交往，维护当事人的利益。

（3）咨询者：为患者提供健康与疾病的咨询服务，聆听与体会患者的感受，通过有技巧的沟通与患者建立信任，对各种有关问题提供详细的解释和资料，指导服务对象进行有效的自我保健。

（4）教育者：利用各种机会和形式，对服务对象（健康人、高危险人群和患者）随时进行深入细致的健康教育，保证教育的全面性、科学性和针对性，并进行教育效果评估。

（5）卫生服务协调者：当患者有需要时，负责为其提供协调性服务，包括动用家庭、社区、社会资源和各级各类医疗保健资源，与专科医师形成有效的双向转诊关系。

2.对医疗保健与保险体系

（1）守门人：作为首诊医师和医疗保健体系的"门户"，为患者提供所需的基本医疗保健，将大多数患者的问题解决在社区，对少数需要专科医疗者联系会诊与转诊；作为医疗保险体系的"门户"，向保险系统登记注册。取得"守门人"的资格，应严格依据有关规章制度和公正原则、成本—效果原则从事医疗保健活动，协助保险系统办好各种类型的医疗与健康保险。

（2）团队管理与教育者：作为社区卫生团队的核心人物，在日常医疗保健工作中管理人、财、物，协调好医护、医患关系，以及与社区、社会各方面的关系；组织团队成员的业务发展、审计和教育活动，保证其服务质量和学术水平。

3.对社会

（1）社区/家庭成员：作为社区和家庭中重要的一员，参与其中的各项活动，与社区和家庭建立亲密无间的人际关系，推动健康的社区环境与家庭环境的建立和维护。

（2）社区健康组织与监测者：动员组织社区各方面积极因素，协助建立与管理社区健康网络，利用各种场合做好健康促进、疾病预防和全面健康管理工作；建立与管理社区健康信息网络，运用各种形式的健康档案资料协助做好疾病监测和卫生统计工作。

（三）全科医师的素质

承担上述全方位、全过程负责式健康管理的全科医师，需要有特定的专业素质，包括如下。

1.强烈的人文情感

全科医疗是以人为本的照顾，全科医师必须具有对人类和社会生活的热爱与持久兴趣，具有服务社区人群并与人交流、理解的强烈愿望。对患者高度同情心和责任感，就像对待自己的亲人一样，是无条件的、全方位的、不求回报的，这种人格是当好全科医师的基本前提。

2.娴熟的专业技能

全科医师应具有把服务对象作为一个整体人看待和服务的意识。既善于处理暂时性的健康问题，又能为慢性病患者、高危人群与健康人提供持续性保健。因此全科医学涉及社区常见疾病的各临床学科（包括中医学），乃至遗传学、心理学、行为科学、流行病学、统计学、预防医学、伦理学、社会学、经济学等学科中的相关知识技能。

3.出色的管理能力

全科医师工作处处涉及患者、家庭与社区健康管理，以及社区卫生服务团队管理等。因此，全科医师必须具有一个强者的自信心、自控力和决断力，敢于并善于独立承担责任、控制局面。在集体环境中具有协调意识、合作精神和足够的灵活性、包容性，从而成为团队的核心，与各方面保持和谐的人际关系，又能随时平衡个人生活与工作的关系，以保障自己的身心健康与服务质量。

4.严谨的科学精神

为了改善基层医疗质量，科学态度和自我发展能力是全科医师的关键素质。必须严谨、敏锐、孜孜不倦地对待业务工作，抓住任何能继续医学教育的机会，能运用循证医学方法，批判性地评价新知识和信息，并将其结合日常服务实践。善于通过自学、质量保证活动，评价自身技能与行为等，不断获得自我发展。

全科医师只要掌握了以上所述的专科医师没有的技能，并成功运用到日常工作中，随着经验的不断积累，自身的不断成长、成熟，让居民看到和认可，才能使人们放心地把自己的健康托付给他们，使全科医师队伍能在强手如林的专科化时代以不可阻挡之势发展壮大，成为高素质的专业学科的载体和"人人享有卫生保健"目标的主要承担力量，才能实现"小病在社区"的医改要求。

第二节　全科医学的基本原则与特点

在描述全科医学这一学科的基本特征时，必须先从决定这一学科性质的基本原则开始。过去并没有专门关心这些学科原则，而当人们把这些原则集中到一起时，它们确实形成了一种独特的哲学体系，一种全新的价值观和解决人类健康问题的方法论，这是全科医学这门综合性学科的重要贡献之一。但是全科医学包括哪些基本原则并没有完全定论。总结这些基本原则与特点的目的是使全科医学知识、技能的学习更有效。因此，本章所述的全科医学基本原则与特点是该学科的重点，并不涵盖其全部内容。对于 21 世纪的医师来说，不管是否从事全科医学专业，对这些基本原则与特点的理解都是必需的，它不仅有助于其他各科医师与全科医师的联系，更有助于全科医学未来的发展。

一、全科医学的基本原则

2009 年 4 月 6 日公布的《中共中央 国务院关于深化医药卫生体制改革的意见》的新医改方案与 2011 年 7 月 1 日出台的《国务院关于建立全科医师制度的指导意见》提出：建立适合我国国情的全科医师制度，有利于优化医疗卫生资源配置，形成基础医疗卫生机构与城市医院合理分工的诊疗模式，有利于为群众提供连续协调、方便可及的基本医疗卫生服务。这不仅充分体现了全科医学的根本原则，也明确了全科医师是人民群众健康的"守门人"。

基本原则是"守门"的基础，是全科医学学科的总纲，是全科医疗行业的准则，是全科医师应该"怎么做"，如何做好"健康守门人"的指导原则。

（一）科学、技术与人文相统一

全科医师是为某个人群提供可及性、连续性、综合性、协调性的医疗保健服务，而不是以性别、疾病或器官系统来分科。因此，全科医师应在以下"六大领域"中掌握与实践基本原则："患者就诊的原因是什么？我正认真倾听患者试图告诉我的事情吗？疾病对患者的意义是什么？疾病对家庭的影响是什么？为患者的疾病提供合适范围的服务是什么？可以利用什么资源来帮助处理这种疾病？"由此可见，全科医师提供服务的范围十分广泛，要求其在所服务群体的常见问题方面始终掌握最先进的临床知识与技能，同时对患者及其家庭始终扮演一种支持的角色，这也决定了全科医学服务必须是"人文"的。全科医学是面向患者、家庭与社区，整合临床医学、预防医学、康复医学及人文社会科学的相关知识技能于一体的新型临床二级学科，是诊断、治疗和预防疾病，恢复、维护和增进健康的科学，其内容具有科学性、技术性和人文性。从科学技术层面而言，科学性在于医学建立在物理学、生理学、病理学、药理学等学科的科学基础上；技术性在于它必须通过操作才能实现维护健康的目的，所以，除临床医学专业技术外，全科医学的技术性还体现在健康教育与促进的方法与技术、人群健康管理与资源管理的技术、团队协作管理的技术等诸多方面；人文性在于医学照顾是以人的生理与心理暂时性欠缺为对象。因此，处于此种特殊情景中的人需要特别的关怀，对人的生理与心理的关怀体现出全科医学以人的健康为本的目的。

全科医学处理的多数是早期、未分化、自限和心理、社会层面的疾病，也包括康复期的和需要终身医学照顾的疾病。"以人为本"的人文精神是全科医学的精髓，全科医学服务超越了"治病救人"的概念，不仅包括临床医疗，还包括预防、保健、健康教育、康复等，不仅照顾患者，还惠及家庭，造福社区，体现了对人的关注，对生命的珍惜，对家庭、社会和谐的促进。全科医师在治疗某一患者时，除充分应用最佳临床证据外，还应结合现有医疗资源，并在全面考虑患者的具体情况及其意愿的基础上，根据自己的知识和经验制定合理的诊疗方案，以充分满足患者的治疗需要与心理需求。所以，全科医学坚持科学、技术、人文的统一，使其具有区别于其他临床学科的鲜明特色。

（二）以生物—心理—社会医学模式为基础

在医疗模式上，全科医学更注重从生物—心理—社会3个方面改善和提高人的健康。全科医学所持有的整体论、系统论思维，突破了传统的专科医学对待疾病的狭窄的还原论方法，强调把患者看作社会和自然大系统中的一部分，从生理、心理、社会和文化等因素来观察、认识和处理健康问题。例如，当管理一位糖尿病患者时，医师不仅要处理高血糖这一病理问题，还要把患者看成一个有家庭、职业、社会责任以及各种困惑情绪、特定健康信念的人。处理中不仅要给予适当的降糖药物并让其控制饮食，还必须考虑食物结构的改变对患者及其家庭可能造成的冲击、治疗的价格能否被接受、是否知道有并发症或存在恐惧心理、是否了解遗传的危害等，特别要注意其健康信念是否有利于接受必需的生活方式改变和情绪控制，以及其家庭功能是否有利于该病的康复，是否需要就上述问题进行协调与干预，制订并实施干预计划是否需要动用家庭资源和其他社区卫生服务资源等。此外，由于基础医疗中所面临的精神问题和身心疾病日益增多，全科医师经常使用各种生活压力量表来检查和评价患者的心理社会问题，并全面了解其家庭和社会方面可能的支持力量，从整体上给予协调照顾。因此，可以说，生物—心理—社会医学模式不仅是全科医学的理论基础，也已经成为全科医师诊治患者的一套必需的、自然的程序。生物—心理—社会医学模式的整体观要求在全科医学与全科医疗服务中体现得最为全面与彻底。

（三）个人—家庭—社区一体化

在服务范围方面，全科医学更注重从个人—家庭—社区3个方面调整相互关系和整合维护健康的资源。每个人的健康和疾病都与其社会背景、社区文化和家庭因素相关。因此，世界卫生组织指出：健康是从个人、家庭和社区开始的。全科医疗不仅面向每个前来就诊的个体患者，也必须考虑其背后的群体对象，即家庭、社区与个人之间的互动关系。全科医学明确"以患者为中心、以家庭为单位、以社区为范围"作为自己的服务导向。

（1）全科医学把以患者为中心的健康照顾作为基本原则，至少应包括以下4个方面的含义。一是全科医师必须具有尊重生命、珍爱生命、敬畏生命的人道主义精神，首先要把患者看成一个人，而不是需要修理的机器，不是一组化验结果的异常，也不是一个疾病概念；患者是与医务人员完全平等的人，是与医务人员一样有感情、有思想、有需求的人，需要沟通、理解、尊重和帮助。二是全科医师必须确立人的整体观，而不是把人分割成躯体、心理、社会和道德或器官和系统，交给不同的人员去负责"修理"，每个人都有独特的生活背景、生活目标、人生发展计划、生活依靠和生活意义，这些因素都与个人的健康密切相关。三是全科医师必须懂得人既有共性又有个性，医师从书本上学的知识都是关于疾病的共性和规律，而当医师面对一个具体的患者时，不仅要了解患者的共性，更要了解患者的个性。世界上没有完全相同的两个人，疾病是人的疾病。因此，也就不会有两个患者的疾病会完全一样。如果医师为100位感冒患者开出100张相同的处方，那就等于完全忽视了患者的个体化倾向。医师应该看什么患者说什么话，开什么处方，这样才能让患者满意，才能保证治疗的有效性。四是全科医师必须善于调动和发挥患者的主观能动性，通过健康教育，让患者为自己的健康负责，主动改变不良的生活习惯和行为方式，应该从"授之以鱼"转向"授之以渔"。

（2）家庭是全科医师的服务对象，又是其诊疗工作的重要场所和可利用的有效资源。全科医学把以家庭为单位的健康照顾作为基本原则，不仅明显有别于其他临床学科，更重要的是将健康照顾的内容与资源利用扩大到社会的每个"细胞"—家庭。全科医学吸收了社会学关于家庭的理论和方法，发展了一整套家庭医疗的理论体系和实践技能。概括来说，"以家庭为单位的照顾"主要涉及3个方面的内容。第一，个人与其家庭成员之间存在着相互作用，家庭的结构与功能会直接或间接影响家庭成员的健康，也可受家庭成员健康或疾病状况的影响。以家庭为单位的核心含义是指在家庭的背景上来评价个人的健康问题，把家庭作为影响个人健康的重要因素，作为患者最重要的生活背景和生活关系，深入分析个人与家庭之间的相互影响和相互作用。不了解家庭对个人健康的影响，就有可能无法找到真正的原因、真正的问题和真正的患者。所以，全科医师一定要在问诊时了解患者的家庭情况，探讨家庭对个人的影响。第二，家庭生活周期理论是家庭医学观念最基本的构架，家庭生活周期的不同阶段存在不同的重要事件和压力，若处理不当而产生危机，可能在家庭成员中产生相应的特定健康问题，对家庭成员造成健康损害。因此，全科医师要善于了解并评价家庭结构、功能与周期，发现其中可能影响家庭成员健康的潜在威胁，并通过适当的咨询干预使之及时化解，改善其家庭功能。还要善于动员家庭资源，协助对疾病的诊断、治疗、康复与长期管理。第三，以家庭为单位的照顾原则，为全科医师提供了有力的武器。通过家庭调查，既有助于发现患者有意义的病史和真正的病因，又可以改善患者的遵医嘱行为。有时还能发现就诊者以外真正的患者—往往真正的患者并非前来就诊者，而是就诊者的其他家庭成员，甚至整个家庭。例如，某中年妇女神经性腹泻久治不愈，其根源在于对儿子辍学与不务正业的担忧；某学龄儿童患遗尿症，病因是在父母离异后对母爱的企盼。这类发现相应的适当干预（如家庭咨询与治疗）效果显著，可以大大增加群众对全科医师的信任度。

（3）全科医学把以社区为范围的健康照顾作为基本原则，有3个明显特征。第一，有利于消除健康隐患，营造良好的社区健康环境。社区是以人、社会群体为单元的有机体，与人一样，同样会有健康问题。因此，以社区为范围的健康照顾，通过对影响人群健康的社区因素进行分析、诊断、管理，将有助于提升社区的整体保健和健康水平。全科医师要掌握社区的天时、地利、人和，善于同社区居民交朋友，成为改善社区健康环境的倡导者和社区居民的健康代理人。第二，有利于充分利用社区资源，为社区民众提供综合性的服务。社区的概念体现于地域和人群，即以一定的地域为基础、以该人群的卫生需要/需求为导向。因全科医师立足于社区，对社区的形成、发展变化；

对社区的政治、经济、文化、社会生态；对社区居民的生活方式、行为习惯、需要/需求；对社区疾病的流行状况及可利用资源了如指掌，对调整各类关系、整合力量十分有利，便于为社区居民提供满意的服务。第三，有利于提高基础医疗的针对性和全科医疗的整体水平。以社区为导向的基础医疗（COPC）将全科医疗中个体和群体健康照顾紧密结合、互相促进。全科医师在诊疗服务中，既可利用其对社区背景的熟悉去把握个别患者的相关问题，又可对个体患者身上反映出来的群体问题具有足够的敏感性。例如，某全科医师在社区诊所半天的门诊中，非经预约而接诊了18名高血压患者，就不应视为正常现象。因为从概率上讲，在其社区诊所负责照顾的数千人的群体中，高血压患者在半天内的就诊频度不该如此之高。除了按照高血压技术指南对每名患者进行妥善处置，这个现象还提示全科医师应在事后追踪这些患者，了解其所属单位、团体或住宅区域可能发生的重大生活事件，评估其对高血压患者的负面影响，并运用流行病学等相关学科理论提出合理的社区干预计划。

（四）预防医疗康复整体性

在服务内容与机制上，全科医学更注重从预防医疗康复等方面建立完整的健康照顾机制。第一，从服务内容上讲，全科医学是以医疗为核心，担负集医疗、预防、保健、康复、健康教育等于一体的全方位的卫生服务。全科医学是一个面向社区与家庭，整合临床医学、预防医学、康复医学及相关人文社会科学于一体的新型医学专科。第二，从服务机制上讲，全科医学强调以人为中心、以家庭为单位、以社区为范围，建立以整体健康的维护与促进为方向的长期负责式照顾机制，并在工作中将预防、医疗、康复与健康促进有机结合，将个体保健和群体保健融为一体。这种照顾不仅与传统的"以疾病为中心"的单纯生物—医学模式形成了鲜明的对比，而且特别体现了以社区为基础的全科医疗服务与以医院为基础的专科医疗服务在功能上的区别。第三，从协调性上讲，全科医学服务实现了医疗、预防、保健、康复一体化。对于一名患者来说，医疗、预防、保健和康复服务都是需要的，全科医师可以整合相关资源，满足患者的各方面需求。但必须指出，这些服务不是靠全科医师一个人提供，全科医师不是全能医师，而是一个全面负责者和协调者。社区卫生服务机构要建立预防、医疗、保健、康复等资源的开发、利用、协调机制，全面满足社区居民的需要。

二、全科医学的特点

（一）基础医疗

与二级、三级医院的功能相比较，基础医疗保健主要包含以下 6 个方面的功能：疾病的首次医学诊断与治疗；心理诊断与治疗；对具有各种不同背景、处于不同疾病阶段的患者提供个体化的支持；交流有关预防、治疗、诊断和预后的信息；对慢性病患者提供连续性照顾；通过筛查、教育、咨询和预防性治疗来预防疾病和功能丧失。

全科医疗是一种以门诊为主体的第一线医疗照顾，即公众为其健康问题寻求卫生服务时最先接触、最经常利用的医疗保健部门的专业服务，也称为首诊服务。当他第一次与患者接触时，就承担起使患者方便而有效地进入医疗系统的责任（包括对少数患者的适时转诊）；同时，还要通过家访和社区调查，关心没有就医的患者以及健康居民的需要与需求。所以，全科医疗能够以相对简便、便宜而有效的手段解决社区居民 90% 左右的健康问题，并根据需要安排患者及时进入其他级别或类别的医疗保健服务。正因如此，全科医疗得以成为世界上大多数国家医疗保健和医疗保险这两种体系的基础，它使人们在追求改善全民健康状况的同时，能够提高医疗保健资源利用的成本—效益。

（二）预防导向

全科医疗对个人、家庭和社区健康的整体负责与全程控制，必然导致"预防为主"思想的真正落实，即在人健康时、由健康向疾病转化过程中以及疾病发生早期（无症状时）就主动提供关注，其服务对象除了患者，还包括高危人群与亚健康人群（从社会学角度皆可称为患者），这也是它有别于一般临床医疗的最突出特点之一。全科医疗强调的"生命周期保健"，即根据服务对象生命周期的不同阶段可能存在的危险因素和健康问题，提供一级、二级、三级预防。全科医师从事的预防多属于"临床预防"，即在其日常临床诊疗活动中对个体患者及其家庭提供随时随地的个体化预防照顾。同时，根据其需求与可能，由全科医师及其团队向公众提供规范性的周期性健康检查，比如现在已经开始实施的由社区组织的居民免费健康体检。

如果把从健康到疾病的过程比喻为浮在海中的冰山，作为专科医疗的三级医疗和部分二级医疗往往只针对露出水面较高的部分，此时健康问题已高度分化，症状和体征比较典型，治疗较困难，预后也较差，而花费则很高。全科医师承担的基础医疗则更注重"水下作业"，即在无病时期、疾病的未分化期和临床早期做好预防工作，包括：①提供一级预防服务，如计划免疫和各种健康促进手段；②提供二级预防服务，疾病筛检，或个案发现早期诊断症状不典型者，并进行早期治疗；③提供三级预防服务，防治合并症、并发症或进行康复训练等，使患者早日回归社会或带病正常生活。

预防性服务在全科医疗中占有相当大的比重，这不仅表现为许多就诊患者是专门为免疫注射、健康咨询和健康检查而来，更表现为医师应诊时的做法。全科医师对由于不同原因来就诊的患者，应主动评价其各种健康危险因素并加以处置，将预防措施看作日常诊疗中应执行的程序，即所谓的"预防性照顾"。它意味着全科医师利用每次与患者接触的机会，无论其就医目的是什么，都应同时考虑这些人可能还有什么健康问题需要预防。例如，对看感冒的老人可同时注意其是否患有高血压，对因患高血压而就诊的出租汽车司机可顺便询问其有无胃痛等。要进行这类服务，全科医师必须熟悉本社区的主要健康问题、各种疾病高危人群的监测和干预，同时需要依靠完整准确的健康档案。

（三）人性化

全科医疗重视人胜于重视疾病。它将患者看作有个性、有感情的人，而不仅是疾病的载体；其照顾目标不仅是要寻找患病器官，更重要的是维护服务对象的整体健康。为达到这一目标，在全科医疗服务中，医师必须视服务对象为重要合作伙伴，从"整体人"生活质量的角度全面考虑其生理、心理、社会需求并加以解决，以人性化的服务调动患者的主动性，使之积极参与健康维护和疾病控制的过程，从而达到良好的服务效果。

因此，医患之间必须建立亲密的关系，全科医师应能"移情"（即通常所说的"换位思考"），即从患者的观点来看他们的问题。这种照顾忌讳千篇一律的公式化处理问题方式，要求医师从各方面充分了解自己的患者，熟悉其生活、工作、社会背景和个性，以便提供适当的服务，如不同的、有针对性的预防和治疗建议。同样是患高血压，患者对疾病的担忧程度就可能不相同，对医疗服务的需求也会有所差异。例如，对某人应该耐心解释、释其疑团；对某人应具体指导、改其偏执；对第三个人则应多次提醒，让其重视等。专科医师在临床上多采用常规的、公式化的诊断和治疗标准进行工作（如现在非常火热的"临床路径"），但对全科医师来说，除了提供常规的生物医学诊治措施外，由于其负有长期照顾患者健康的责任，这种照顾只有做到个体化、人性化，才能为患者所接受，并起到良好的效果。

（四）综合性

这一特征是全科医学的"全方位"或"立体性"的体现，即就服务对象而言，不分年龄、性别和疾病类型；就服务内容而言，包括医疗、预防、康复和健康促进；就服务层面而言，涉及生理、心理和社会文化各个方面；就服务范围而言，涵盖个人、家庭与社区，要照顾社区中所有的单位、家庭与个人，无论其在种族、社会文化背景、经济情况和居住环境等方面有何不同；就服务手段而言，可利用一切对服务对象有利的方式与工具，包括现代医学、传统医学或替代医学，因此又称为一体化服务。

全科医疗的服务项目，在诊疗方面包括一般的内科、儿科、妇产科、门诊外科、皮肤科、五官科、骨科、精神科常见问题，以及老年病、慢性病、环境及职业病的防治；在预防保健方面包括婚前检查、优生咨询、妇幼保健、计划免疫、职业体检、周期性健康检查；还有心理咨询、医学咨询、健康教育、家庭医疗护理等。根据患者需要，可提供现代和传统医学的各种有效手段，如中医治疗等。

（五）持续性

全科医疗是从生前到死后的全过程服务，其持续性可包括以下 3 个方面。

1.人生的各个阶段

从婚育咨询开始，经历孕期、产期、新生儿期、婴幼儿期、少儿期、青春期、中年期、老年期直至濒死期，都可覆盖在全科医疗服务之下。当患者去世后，全科医师还要考虑其家属居丧期的健康，甚至某些遗传危险因素和疾病的持续性监测问题。

2.健康—疾病—康复的各个阶段

全科医疗对其服务对象负有一级、二级、三级预防的不间断责任，从健康促进、危险因素的监控，到疾病的早、中、晚各期的长期管理。

3.时间与地点

无论何时何地，包括服务对象出差或旅游期间，甚至住院或会诊期间，全科医师对其都负有持续性责任，要根据患者的需要，事先或随时提供服务。这种持续性照顾使全科医师可以利用时间作为诊断工具，以鉴别严重疾病和一般疾病；同时由于其诊断和治疗能获得长程反馈，使全科医师可以谨慎地、批判性地应用现代医学的成果。

由于持续性服务是全科医疗区别于专科医疗的一个十分重要而独特的特征，我国医师对此较为陌生，因此需要通过一些特定途径来实现这种服务，包括：建立家庭保健合同，以此固定医患双方的相对长期关系；建立预约就诊制度，保证患者就诊时能见到自己的全科医师；建立慢性病的随访制度，使任何一个慢性病患者可获得规范化的管理而不致失控；建立急诊或24小时电话值班制度，使全科医疗对患者的"首诊"得以保证；建立完整的健康档案（全科医疗病历），使每个服务对象的健康—疾病资料获得完整准确的记录和充分利用。

（六）协调性

为实现对服务对象的全方位、全过程服务，全科医师应成为协调人，成为动员各级各类资源服务于患者及其家庭的枢纽。他掌握各级各类专科医疗的信息和转会诊专家的名单，需要时可为患者提供"无缝式"的转会诊服务；他了解社区的健康资源，如健康促进协会、志愿者队伍、托幼托老机构、营养食堂、护工队伍等，必要时可为患者联系有效的社区支持；他熟悉患者及其家庭，对家庭资源的把握与利用更是作为全科医师不可缺少的基本功。上述各种健康资源的协调和利用使全科医师可以胜任其服务对象的"健康代理人"角色。一旦患者需要，他将调动医疗保健体系和社会力量，为患者提供医疗、护理、精神、社会等多方面的援助。

如果某全科医师有 3 个消化性溃疡患者，其中一人可能适合服药，另一人需要进行精神治疗，第三人则可能有手术指征，那么医师就要根据患者的整体情况做出判断，及时恰当地向患者提出处理建议并做出妥善安排。此时全科医师的协调作用十分突出，他应通过会诊、转诊和会谈等协调措施，与消化中心、外科、精神科等专科医师和患者家庭等方面积极合作，共同解决患者的问题，从而确保其获得正确、有效和高质量的医疗服务。

（七）可及性

全科医疗是可及的、方便的基层医疗照顾，它对其服务对象应体现出地理上的接近、使用上的方便、关系上的亲切、结果上的有效，以及价格上的便宜合理等一系列易接受、利用的特点。任何地区建立全科医疗试点时，应在地点、服务内容、服务时间、服务质量、人员结构素质以及服务价格与收费方式等方面考虑当地民众的可及性，使社区范围的绝大部分民众，特别是基层百姓感受到这种服务是属于其自身可以并值得购买利用的服务。事实上，由于医患双方的亲近与熟悉，全科医师在诊疗中可以大大减少不必要的辅助检查，从而获得比一般专科医疗更好的成本—效益。

全科医师的"守门人"角色赋予他们一项特殊任务：为医疗保险，也为患者节省经费。有两种做法可以实现这个目标，即预防疾病和杜绝浪费。

预防疾病，特别是预防慢性病及其合并症与并发症，这是全科医师的主要任务之一。每年从预防入手可以节省一个固定人群的住院经费及日常药费，这是可以计算出来的。我国一些较早开展全科医疗的试点，用自身对照或设置对照组的方式，进行了单病种（如高血压或糖尿病）、个人及家庭处方药的花费比较，在半年至一年内即得出有意义的结论。在人群中普及基本医疗保险的条件下，这方面的研究结果对于任何社区卫生服务机构或医师的生存发展将具有巨大的意义。例如，北京房山区、石景山区首钢社区心脑血管疾病的防控，显示了"预防"的意义。杜绝浪费，意味着减少不必要的检查、治疗或用药。全科医师的临床思维过程与专科医师有所不同，即他们在建立诊断假说时不是完全开放的，而是有节制的。采用临床流行病学方法固然主要是为使诊断能够更准确与迅速，提高医疗安全系数，但也有卫生经济学的考虑。在每一次诊断中缩小假说清单，减少不必要的实验检查和试验性治疗，可以节省大量医疗花费。为此，全科医师必须具备必要的流行病学知识，熟悉患者的社区、家庭背景，了解临床常用检验项目的灵敏度和特异度等数值，熟练运用物理检查手段，强化临床思维能力训练，才能切实提高应诊服务水平，适应医疗保险和广大群众在改善医疗成本—效益方面日益增高的要求。

全科医师作为社区的一员，了解自己所在社区的优势和缺陷，例如，哪些学校具有好的身心发展质量，哪些工厂效益不好或已经关闭，哪些地方住有流动人口，哪些家庭有老人或幼儿照顾问题，当地的青少年热衷于什么体育活动等。而居民对自己的医师也同样熟悉和亲切，并乐意为之提供新的信息。这种相互了解对服务于社区带来了极大的便利：全科医师永远向患者敞开大门，他对患者的任何医疗保健需求都能做出恰当的应答。这意味着居民在任何需要医疗照顾之时都能够及时得到全科医师的服务，包括方便可靠的基本医疗设施、固定的医疗关系、有效率的预约系统、下班后和节假日的服务，还有地理接近、病情熟悉、心理亲密及经济的可接受等。国外报道表明，全科医师周到全面的照顾，可以满足居民 80%以上的卫生需求，因此，全科医疗的普及将结束基层群众盲目就医的状况。

（八）团队合作

在全科医疗发展初期，全科医师以个人营业的方式为社区居民服务。随着社会的发展，大众的健康需求发生了重大变化，医师个人的力量难以适应这种变化，从而逐步走上团队合作的道路。全科医师作为社区卫生工作网络及卫生保健组织体系中的一部分，通过与他人协调配合，逐渐形成了卓有成效的综合性工作团队。

全科医疗团队以全科医师为核心，有一批辅助人员配合，一起为服务对象提供立体网络式健康照顾。在基层医疗，存在着门诊团队、社区团队、医疗—社会团队及康复团队等，由社区护士、公共卫生护士、康复医师、营养医师、心理医师、口腔医师、中医师、理疗师、接诊员、社会工作者、护工人员等与全科医师协同工作，以便改善个体与群体健康状况和生命质量。这些人员可以受聘于不同的机构，为了社区卫生服务中的共同目标而团结协作。

在上述团队成员中，社区护士和社会工作者起着重要的作用。社区护士是全科医师完成社区家庭医疗工作的主要助手，其主要任务是在社区、家庭环境中进行全方位的患者护理工作，以及相关疾病的健康教育和生活方式指导等。他们主要的服务对象是需要在社区长期管理的慢性病患者（如糖尿病）、老年患者、出院患者及残疾人等，服务内容包括家庭访视、家庭护理、患者小组活动指导、患者教育等。在对老年患者的家庭访视中，社区护士常规地评价其一般健康和疾病状况、目前面临的主要健康问题、用药情况、心理状况、营养状况、家庭环境安全等各方面的问题，提供全面而有针对性的个别指导和咨询，这种工作性质使得他们深入家庭的时间往往超过全科医师。

第二章 内科疾病

第一节 原发性高血压

高血压临床上可分为原发性及继发性两大类，发病原因不明的称为原发性高血压，占高血压患者总数的 90% 左右；其他近 10% 的高血压患者，其血压的升高是因为本身有明确而独立的病因，称为继发性高血压。

一、流行病学

高血压患病率和发病率在不同国家、地区或种族之间有差别，工业化国家较发展中国家高，美国黑种人约为白种人的 2 倍。高血压患病率、发病率及血压水平随年龄增加而升高，高血压在老年人中较为常见，尤以单纯收缩期高血压为多。

我国自 20 世纪 50 年代以来进行了 3 次（1959 年、1979 年、1991 年）较大规模的成人血压普查，高血压患病率分别为 5.11%、7.73% 与 11.88%，总体上呈明显上升趋势，由此推算我国现有高血压患者已超过 1 亿。流行病学调查显示，我国高血压患病率和流行存在地区、城乡和民族差别，北方高于南方，华北和东北属于高发区；沿海高于内地；城市高于农村；高原少数民族地区患病率较高。男、女性高血压患病率差别不大，青年期男性略高于女性，中年后女性稍高于男性。

二、病因和病机

（一）病因

1.遗传与基因

高血压有明显的遗传倾向，据调查，20%～40% 的高血压发病与遗传相关，高血压发病有明显的家族聚集性。研究也表明，高血压患者存在着遗传缺陷，基因的突变、缺失、重排和表达的异常可能是导致高血压发生的基础，高血压候选基因可能有5～8种。

2.高钠、低钾膳食

人群中钠盐（氯化钠）摄入量与血压水平和高血压患病率成正相关，钾盐摄入量与血压水平成负相关。膳食钠/钾比值与血压的相关性更强。研究表明，膳食钠盐摄入量平均每天增加2g，收缩压和舒张压分别增高2mmHg和1.2mmHg。高钠、低钾膳食是我国大多数高血压患者发病最主要的危险因素。我国大部分地区，人均每天盐摄入量在12g以上。在盐与血压的国际协作研究中，反映膳食钠/钾量的24小时尿钠/钾比值，我国人群在6以上，而西方人群仅为2～3。

3.超重和肥胖

人体脂肪含量与血压水平成正相关。体重指数（BMI）与血压水平成正相关，BMI每增加3kg/m²，4年内发生高血压的风险，男性增加50%，女性增加57%。我国24万成人随访资料的汇总分析显示，BMI≥24kg/m²者发生高血压的风险是体重正常者的3～4倍。人体脂肪的分布与高血压发生也有关，腹部脂肪聚集越多，血压水平就越高。腰围男性≥90cm或女性≥85cm，发生高血压的风险是腰围正常者的4倍以上。随着我国社会经济发展和生活水平提高，超重和肥胖者的比例明显增加。在城市中年人群中，超重者的比例已达到25%～30%。超重和肥胖将成为我国高血压患病率增长的又一重要危险因素。

4.过量饮酒

过量饮酒是高血压发病的危险因素，高血压患病率随饮酒量增加而升高。如果每天平均饮酒>3个标准杯（1个标准杯相当于12g乙醇，约合360g啤酒，或100g葡萄酒，或30g白酒），收缩压与舒张压分别平均升高3.5mmHg与2.1mmHg，且血压上升幅度随着饮酒量增加而增大。在我国饮酒的人数众多，部分高血压患者有长期饮酒嗜好和饮烈度酒的习惯，应重视长期过量饮酒对血压和高血压发生的影响。饮酒还会降低降压治疗的疗效，而过量饮酒可诱发急性脑出血或心肌梗死发作。

5.精神紧张

长期精神过度紧张也是高血压发病的危险因素，长期从事高度精神紧张工作的人群高血压患病率增加。

6.饮食结构不合理

蛋氨酸摄入过多，即动物蛋白摄入过多；维生素 B_6 、维生素 B_{12} 与叶酸摄入不足，尤其是叶酸摄入不足，可导致体内同型半胱氨酸（HCY）过高，当 HCY 水平 $\geq$ 10 μ mol/L，属于高 HCY 血症，伴有高 HCY 的高血压，称为"H 型高血压"。

7.其他

高血压发病的其他原因包括缺乏体力活动等。吸烟、血脂异常、糖尿病等均可能对血压产生影响。

（二）发病机制

1.交感神经功能亢进

交感神经功能亢进在高血压的形成和维持过程中起了极其重要的作用。40%左右的高血压患者血液循环中的儿茶酚胺水平升高。长期精神紧张、焦虑、压抑等，可造成交感神经和副交感神经平衡失调，交感神经兴奋性增加，释放儿茶酚胺增多，引起小动脉和静脉紧张度升高，心排血量增加，并改变肾脏—容量关系，从而使血压升高。

2.肾素—血管紧张素—醛固酮系统（RAAS）

血液循环中的 RAAS 和组织局部的 RAAS 过度激活也与高血压的发病有关。肾素主要由肾近球细胞合成和排泌，它能促进由肝脏合成的血管紧张素原（AN）转变为血管紧张素 I 。AngI 必须由血管紧张素转换酶转换成血管紧张素 II ，才能对血管平滑肌、肾上腺皮质和脑发挥作用。Ang II 在氨基肽酶作用下可转变成血管紧张素III，但 AngIII 收缩血管的能力仅为 Ang II 的 30%～50%，其加压作用仅为 Ang II 的 20%。Ang II 为强力升压物质，能使小动脉平滑肌直接收缩，也可通过脑和自主神经系统间接加升，并能促进肾上腺皮质球状带排泌醛固酮，后者具有水钠潴留、增加血容量的作用。正常情况下，肾素、血管紧张素和醛固酮三者处于动态平衡之中，相互反馈和制约。病理情况下，RAAS可成为高血压发生的重要机制。不同组织内（心、血管壁、肾、脑等）能自分泌和旁分泌RAAS。上述组织内RAAS排泌异常，在导致血管平滑肌细胞增生、血管收缩、心肌细胞肥厚和心肌细胞纤维化，使血管壁增厚，血管阻力增高，左心室肥厚和顺应性降低，以及血压持续升高方面具有更重要的作用。

3.肾脏潴留过多钠盐

肾脏是调节体内钠盐平衡的最主要器官。与肾脏有关的高血压发病机制分为肾素依赖型和容量依赖型高血压。前者常见于肾血管性高血压，可表现为急进型恶性高血压。据钠盐负荷诱发高血压状况，分为盐敏感性和盐不敏感性两类。

4.血管重构

血管重构既是高血压所致的病理变化，又是高血压维持和加剧的结构基础。血管重构包括血管壁增厚、血管壁腔比增加、小动脉稀少、血管功能异常。血管壁增厚的原因：①内膜下间隙与中层的细胞总体积以及细胞外基质的增加。②血管总体积不变，但组成成分重新分布，导致血管内外径缩小。血压因素、血管活性物质、生长因子及遗传因素共同参与高血压血管重构过程。

5.内皮细胞功能受损

内皮细胞具有调节血管舒缩功能、血流稳定性和血管重构的重要作用。血压升高，使血管壁剪切力和应力增加，去甲肾上腺素和血管紧张素Ⅱ等血管活性物质增多，均可损害内皮细胞。内皮受损后间隙开放、血管通透性增加，低密度脂蛋白（LDL）、胰岛素及各种细胞生长因子进入血管壁；一氧化氮（NO）与前列环素释放减少，具有强力缩血管作用的内皮素、血栓素释放增加，导致血管舒张减弱和收缩增强；黏附分子增多，造成白细胞、血小板在血管壁黏附、聚集和释放，单核细胞穿入内皮下层；白细胞黏附管壁并激活释放多种细胞因子，如白细胞介素、肿瘤坏死因子、氧自由基等；同时内皮受损后其抗血栓形成能力减弱。

6.胰岛素抵抗

半数高血压患者存在胰岛素抵抗。胰岛素抵抗是机体组织的靶细胞对胰岛素作用的敏感性和反应性降低的一种病理生理反应。胰岛素在促进葡萄糖摄取和利用方面的作用明显受损，一定量的胰岛素产生的生物学效应低于预计水平，导致代偿性胰岛素分泌增加，发生继发性高胰岛素血症，使电解质代谢障碍，通过 Na^+-K^+ 交换和 Na^+-K^+-ATP 酶激活，细胞内钠增加，并使血管紧张素 II 刺激醛固酮产生和作用加强，导致钠潴留；还使血管对体内升压物质反应性增强，血中儿茶酚胺水平增加，血管张力增高。高胰岛素血症可影响跨膜阳离子转运，使细胞内钙离子升高，加强缩血管作用，增加内皮素释放，减少扩血管的前列腺素合成，从而影响血管舒张功能。

三、病理生理

高血压早期全身细、小动脉痉挛，日久血管壁缺氧、透明样变性。小动脉压力持续增高时，内膜纤维组织和弹力纤维增生，管腔变窄，加重缺血。血压长期升高可导致心、脑、肾、血管等靶器官损害。

（一）心脏

心脏是高血压的主要靶器官之一。长期血压增高使心脏后负荷持续增加，可导致左心室肥厚，它是造成心力衰竭的重要原因。持续的高血压还促进脂质在大、中动脉内膜的沉积而发生动脉粥样硬化，血压水平与主要冠心病事件（冠心病死亡或非致死性心肌梗死）之间成正相关。

（二）脑

脑部血管的某些薄弱部位，如基底节的穿通动脉供应区、苍白球、丘脑及脑桥处易形成微动脉瘤，在高压血流冲击下破裂，可引起脑出血。长期高血压可导致脑动脉粥样硬化、管腔变窄、血栓形成或闭塞，导致相应脑组织缺血、坏死和软化，或腔隙性梗死，临床出现短暂性脑缺血发作（TIA）、脑血栓或脑梗死的相应症状。

（三）肾

高血压时循环和肾脏局部的肾素—血管紧张素系统（RAS）过度激活，加速肾入球小动脉和小叶间动脉的硬化并发生玻璃样变性，可引起肾实质缺血、萎缩、纤维化和坏死，导致慢性肾功能不全。而恶性高血压则可导致入球小动脉和小叶间动脉增生性内膜炎，管腔显著变窄、闭塞，肾实质缺血性坏死、变性纤维化，短期内出现肾衰竭。

（四）眼

高血压眼部病变主要累及视网膜动脉，导致血管痉挛、硬化、出血及渗出的4级视网膜病变。老年人轻度视网膜病变大多无病理意义，3级和4级视网膜病变是高血压的严重并发症。

（五）血管

大、中动脉（直径超过1mm）在高血压的作用下可出现内弹力膜增厚、平滑肌肥厚并有纤维组织沉积，血管扩张、扭曲，管壁顺应性下降。大动脉的顺应性改变与年龄增大有直接关系。小动脉（直径<1mm）出现透明样硬化、管腔狭窄并可形成无菌性动脉瘤。血管床的结构改变增加了血管阻力，使肾功能下降并引起肾动脉狭窄，从而加速高血压的发生。此外，高血压在主动脉瘤及动脉夹层的发生中也起重要作用。

四、临床表现

高血压根据起病和病情进展的缓急及病程的长短可分为缓进型高血压和急进型高血压，临床上以前者多见。

高血压一般缺乏特殊临床表现，约1/5的患者无症状。缓进型高血压多数起病隐匿，病情发展慢，病程长。多为中年后起病，有家族史者发病年龄可较小。患者早期血压常呈现波动，时高时正常，称为脆性高血压阶段。在劳累、精神紧张、情绪波动时血压容易升高，休息或去除上述因素后，血压常可恢复正常。随着病情的发展，血压可逐渐升高，波动幅度变小并趋向稳定。

高血压患者可出现头痛，多发在枕部，可有头晕、头胀、耳鸣、眼花、健忘、注意力不集中、失眠、烦闷、乏力、四肢麻木、心悸等症状，这些症状多是神经中枢功能失调所致，无临床特异性。当高血压出现靶器官受损时，可出现相应的临床表现。高血压引起的头痛是由颅外颈动脉系统血管扩张，脉搏振幅增高所致；高血压引起的头晕可为暂时性或持续性，伴有眩晕者和与内耳迷路血管性障碍有关，经降压药物治疗后可减轻症状。长期高血压增加左心室负担，左心室因代偿而逐渐肥厚、扩张，严重者可发展为心力衰竭。高血压可促进动脉粥样硬化，引起冠状动脉粥样硬化性心脏病，可有心绞痛、心肌梗死的表现。肾脏具有强大的代偿功能，早期可无明显临床症状，持续血压升高或合并糖尿病、心力衰竭者可有尿蛋白、尿少、水肿等表现，随着肾脏功能进一步恶化，最终进入尿毒症期。长期高血压可致眼底动脉粥样硬化、视神经盘水肿，出现视物模糊等症状。高血压造成动脉粥样硬化累及大血管，可出现动脉夹层和动脉狭窄导致的局部疼痛和间歇性跛行等症状。血压随季节、昼夜、情绪等因素波动。一般冬季血压较高，夏季较低；清晨起床活动后血压较高，夜间血压较低，表现为清晨晨峰现象；情绪激动时血压较高，平静时较低；在诊所测量的血压高于在家自测血压。高血压体征较少，心脏听诊可有主动脉瓣区第二心音亢进、收缩期杂音或收缩早期喀喇音。当心脏扩大时二尖瓣听诊区可有收缩期杂音。周围血管搏动、血管杂音等为常见的体征。血管杂音表示血管腔内血流紊乱，与血管腔大小、血流速度、血液黏度等因素有关，提示血管有狭窄、不完全阻塞或代偿性血流增多、加快。血管杂音常出现于颈部、背部两侧肋脊角、上腹部脐两侧、腰部肋脊角等。当肾血管性高血压时，于脐旁两侧可闻及血管杂音。急进型恶性高血压包括急进型高血压和恶性高血压。急进型高血压是指病情一开始即为急剧进展，或经数年的缓慢过程后突然迅速发展。常见于 40 岁以下的青年人和老年人，临床上表现为血压显著升高，常持续在 200/130mmHg（26.6/17.31kPa）以上；恶性高血压多见于年轻人，舒张压常超过 140 mmHg（18.6kPa）。现在认为两者病理改变和临床表现相似，病理上以肾小动脉纤维样坏死为特征，临床表现为头痛、视物模糊、眼底出血、渗出和视神经盘水肿；肾脏进行性损害、持续蛋白尿、血尿与管型尿。病情严重、发展迅速，如不及时采取降压治疗，很快出现肾衰竭、脑卒中、心力衰竭。预后极差，病死率高。恶性高血压是急进型高血压的最严重阶段。因此，目前统称为急进型恶性高血压。在未经治疗的高血压患者中，约 1%患者可发展成急进型高血压，男女性比例约为 3：1。

五、辅助检查

诊断高血压和评估其危险程度应行如下检查，这些检查的内容主要包括相关心血管危险因素、靶器官损害及糖尿病、临床合并情况（如心脑血管病及肾脏疾病）等。

（一）血压的测量

血压是诊断高血压和评估其严重程度的主要依据。目前测量血压的方法有以下 3 种。

1.诊所偶测血压

诊所偶测血压（简称偶测血压）由医护人员在标准条件下按统一的规范进行测量，是目前诊断高血压和进行血压分级的标准方法。应相隔 2 分钟重复测量，以 2 次读数平均值为准，如 2 次测量的收缩压或舒张压读数相差超过 5mmHg，应再次测量，并取 3 次读数的平均值。

2.自测血压

采用经国际标准考核的上臂式半自动或全自动电子血压计在家中或其他环境中患者给自己测量血压，称为自测血压或家庭测压。自测血压通常稍低于偶测血压，其正常上限参考值为 135/85mmHg。自测血压可在日常生活中获得多次测量值，从而可提供日常状态下有价值的血压信息，在评价血压水平和指导降压治疗上已成为偶测血压的重要补充。在临床中可应用于：诊断白大衣高血压或者单纯性诊室高血压；诊断隐蔽性高血压；高血压前期的转归预测；提高治疗的依从性和达标率；提高高血压的知晓率和治疗率。老年人中，由于血压波动明显，有更明显的白大衣作用倾向，自测血压可以发现真实的血压水平，避免过多用药和发生药物不良反应，更适用于行动不便的患者，并可减少就诊次数。某些人群不适合自测血压，如心律失常、频发期前收缩的患者，不能准确测量血压；情绪不稳、易焦虑的患者，常自行修改治疗的患者，都不适合自测血压。

3.动态血压监测

一般监测的时间为 24 小时，测压时间间隔为 15～30 分钟，白天和夜间的测压时间间隔宜相同。如仅作为诊断评价，也可仅监测白天血压。动态血压监测提供 24 小时中白天和夜间各时间段血压的平均值和离散度，可较为客观和敏感地反映患者的实际血压水平，且可了解血压的变异性和昼夜变化节律性，估计靶器官的损害与预后，比偶测血压更为准确。

动态血压监测的参考标准正常值为 24 小时均值低于 130/80mmHg，白天低于 135/85mmHg，夜间低于 120/70mmHg。夜间血压均值一般较白天均值低 10%～20%。正常血压波动曲线状如长柄勺，夜间 2：00～3：00 时处于低谷，凌晨迅速上升，上午 6：00～8：00 时和下午 4：00～6：00 时出现两个高峰，而后缓慢下降。

（二）尿液检查

肉眼观察尿的透明度、颜色，有无血尿；测比重、pH、蛋白和糖含量，并做尿沉渣镜检。尿比重降低（＜1.010）提示肾小管浓缩功能障碍。正常尿液 pH 在 5.0～7.0，原发性醛固酮增多症呈代谢性碱中毒，尿呈中性或碱性。某些肾脏疾病，如慢性肾炎并发的高血压可在血糖正常的情况下出现糖尿，由近端肾小管重吸收糖功能障碍所致。微量白蛋白尿是反映高血压患者亚临床靶器官损害的重要指标，应进行常规检查。尿纤维素试纸检查为阳性者应做尿蛋白定量检查。尿转铁蛋白排泄率高更为敏感。伴糖尿病或慢性肾病者每年至少查一次尿蛋白。

（三）血液生化检查

测定血钾、尿素氮、血肌酐、尿酸、空腹血糖和血脂，包括血清总胆固醇（TC）、三酰甘油（TAG）、高密度脂蛋白胆固醇和低密度脂蛋白胆固醇，还可检测一些选择性项目，如醛固酮等。应常规检查血红蛋白和血细胞比容。

（四）X 线片

心胸比率大于 0.5 提示心脏受累，多由左心室肥厚和扩大所致。主动脉夹层、胸主动脉以及腹主动脉缩窄也可从 X 线片中找到线索。

（五）心电图

心电图可诊断高血压患者是否合并左心室肥厚、左心房负荷过重及心律失常。心电图诊断左心室肥厚的敏感性不如超声心动图，但对评估预后有帮助。心电图上有左心室肥厚的患者病死率较对照组增高 2 倍以上；左心室肥厚并伴复极异常图形者心血管病死率和病残率更高。心电图上出现左心房负荷过重也提示左心受累，还可作为左心室舒张顺应性降低的间接证据。

（六）超声检查

心脏超声能较心电图更为可靠地诊断左心室肥厚，其敏感性较心电图高 7～10 倍，测定计算所得的左心室重量指数（LVMI），是一项反映左心室肥厚及其程度的较为准确的指标，与病理解剖的符合率和相关性极好。心脏超声还可评价高血压患者的心脏功能，包括收缩功能、舒张功能和左心室射血分数等。另外，如疑有主动脉、颈动脉、股动脉及其他外周动脉病变时，应做血管超声检查，当疑有肾脏受损时，应做肾脏超声检查。

（七）眼底检查

眼底检查可发现眼底的血管病变和视网膜病变。血管病变包括动脉变细、扭曲、反光增强、交叉压迫及动静脉比例降低。视神经网膜病变包括出血、渗出、视神经盘水肿等。高血压眼底改变可分为 4 级：Ⅰ级，视网膜小动脉出现轻度狭窄、硬化、痉挛和变细；Ⅱ级，小动脉呈中度硬化和狭窄，出现动脉交叉压迫征，视网膜静脉阻塞；Ⅲ级，动脉中度以上狭窄伴局部收缩，视网膜有棉絮状渗出、出血和水肿；Ⅳ级，视神经盘水肿并有Ⅲ级眼底的各种改变。高血压眼底改变与病情的严重程度和预后相关，Ⅰ～Ⅳ级眼底改变者如不予治疗，5 年生存率分别为 85%、50%、13% 和 0。

六、诊断及鉴别诊断

对于高血压的诊断，除确定血压水平、鉴别可能的继发性原因外，还需要综合评估其他心血管病危险因素，并寻找靶器官损害及相关的临床情况，目的是帮助预后判断、确定治疗策略及方案。

（一）诊断依据

（1）病程、症状（血压升高明显时可伴或不伴头晕、头痛等）。

（2）多次测量血压水平[收缩压≥140mmHg 和（或）舒张压≥90mmHg]。

（3）辅助检查：明确是原发性还是继发性高血压，如四肢动脉血压、肾功能、肾动脉 B 超等。

（4）其他辅助检查：动态血压监测、尿液检查、血液生化检查、X 线胸片检查、心电图、超声心动图、眼底检查等评估其严重程度、分级、靶器官损害。

（二）鉴别诊断

一旦诊断为高血压，应鉴别原发性还是继发性高血压。继发病因中常见的有肾实质性疾病、肾血管性疾病和各种内分泌性高血压等。以下线索常提示继发性高血压可能：严重或顽固性高血压；年轻时发病；原来控制良好的高血压突然恶化；突然发病；合并周围血管病的高血压。

1.肾实质性高血压

肾实质性高血压是最常见的继发性高血压。病因众多，以慢性肾小球肾炎最为常见，其他包括肾间质纤维化、多囊肾等。应对所有初诊高血压患者进行肾脏功能和尿常规检查以筛查除外肾实质性高血压。测尿蛋白、红细胞、白细胞、管型、血肌酐、腹部双肾 B 超有助于诊断。必要时进行肾活检明确诊断。

2.肾血管性高血压

肾动脉狭窄的病因很多，常见有动脉粥样硬化、大动脉炎、肌纤维发育不良等，肾动脉狭窄患者中约 75%是由动脉粥样硬化所致。大动脉炎是我国年轻人肾动脉狭窄的重要原因之一。

肾动脉狭窄的典型体征是脐上闻及血管杂音。超声肾动脉检查、磁共振血管造影、多排螺旋 CT 有助于肾血管狭窄的解剖诊断。肾动脉彩色多普勒超声检查是敏感性和特异性较高的无创筛查手段，肾动脉造影是诊断肾动脉狭窄的"金标准"。

3.嗜铬细胞瘤

嗜铬细胞瘤能分泌去甲肾上腺素、肾上腺素、多巴胺等多种血管活性物质。血压波动明显，阵发性血压增高伴心动过速、头痛、出汗、苍白症状，对一般降压药物无效，或高血压伴血糖升高、代谢亢进等表现者均应怀疑本病。肾上腺嗜铬细胞瘤、异位嗜铬细胞瘤、肾上腺髓质增生均分泌儿茶酚胺，临床表现相似，统称为儿茶酚胺增多症。尿和血儿茶酚胺检测可明确是否存在儿茶酚胺增多，超声或计算机断层扫描、磁共振成像检查可做出定位诊断。

4.原发性醛固酮增多症

原发性醛固酮增多症为肾上腺皮质增生或肿瘤分泌过多醛固酮所致的临床综合征，其病因主要包括醛固酮瘤、特发性醛固酮增多症、原发性肾上腺皮质增生、家族性醛固酮增多症、分泌性醛固酮的肾上腺皮质癌、易位醛固酮分泌瘤。临床上以长期高血压伴顽固的低钾血为特征，可有肌无力、周期性偏瘫、烦渴、多尿等。其特点为：①高血压、低钾血症及碱中毒，血钾≤3.5mmol/L 时，尿钾≥25mmol/d，表明有尿失钾现象，支持本病的诊断；②筛查实验，低肾素及高醛固酮血症导致醛固酮/肾素比值升高，原发性醛固酮增多症患者血醛固酮水平升高，肾素活性受抑制；③确诊试验，建议选择至少一种确诊试验明确诊断，确诊试验包括生理盐水试验、卡托普利试验、口服高钠饮食、氢化可的松试验；④定位分型检查，肾上腺 B 超、CT 及 MRI、基因检查等有助于肿瘤的定位和分型检查，强烈推荐肾上腺 CT 检查，而对于直径≤1cm 的肿瘤，有时需要行下腔静脉插管，于两侧肾上腺静脉（AVS）取血测定醛固酮加以定位。

5.库欣综合征

库欣综合征为肾上腺皮质肿瘤或增生，分泌过多糖皮质激素所致的疾病，可继发于垂体或下丘脑疾病等。除高血压外，有向心性肥胖、满月脸、水牛背、皮肤紫纹、毛发增多、血糖增高等特征。

6.阻塞型睡眠呼吸暂停综合征（OSAS）

这是一种常见的睡眠呼吸障碍疾病，近年来发现与高血压关系密切。OSAS 是指在每晚 7 个小时的睡眠中，呼吸暂停（口和鼻气流停止至少 10 秒以上）反复发作在 30 次以上，或睡眠呼吸暂停低通气指数（AHI）≥5。OSAS 分为阻塞型、中枢型、混合型。国外流行病学研究表明，OSAS 与高血压具有很强的相关性，至少 30%的高血压患者合并 OSAS，50%以上的 OSAS 患者有高血压。现认为 OSAS 是独立于年龄、体重、饮食、遗传等原因的高血压发病因素之一，是高血压发展的重要危险因素。OSAS 合并高血压的诊断：临床上对高血压患者在寻找常见的继发性因素的同时应想到 OSAS 的可能，对于夜间打鼾、白天嗜睡的患者尤应重视；其次是进行一些必要的辅助检查，如多导睡眠仪（PSG）和 24 小时动态血压监测等。这些对明确诊断甚为重要。

7.药物性高血压

许多药物可引起血压升高，如激素类药物、避孕药、甘草、肾上腺素类药物、吲哚美辛、哌甲酯、甲状腺素制剂、碳酸氢钠等。

七、治疗

（一）治疗目标

1.标准目标

对检出的高血压患者，在非药物治疗的基础上，使用高血压治疗指南推荐的抗高血压药物，特别是那些每日 1 次使用能够控制 24 小时血压的降压药物，使血压达到治疗目标，同时，控制其他的可逆性危险因素，并对检出的亚临床靶器官损害和临床疾病进行有效干预。

2.基本目标

对检出的高血压患者，在非药物治疗的基础上，使用国家食品与药品监督管理局审核批准的任何安全有效的抗高血压药物，包括短效药物，每日2～3次使用，使血压达到治疗目标，同时，尽可能控制其他的可逆性危险因素，并对检出的亚临床靶器官损害和临床疾病进行有效干预。

3.基本原则

（1）高血压是一种以动脉血压持续升高为特征的进行性"心血管综合征"，常伴有其他心血管危险因素、靶器官损害或临床合并症，需要进行综合干预。

（2）抗高血压治疗包括非药物治疗和药物治疗两种方法，大多数患者需长期甚至终身治疗。

（3）定期测量血压，规范治疗，改善治疗依从性，尽可能实现降压达标，坚持长期、平稳、有效的控制血压。

4.主要目的

最大限度地降低心脑血管并发症发生和死亡的总体危险，应在治疗高血压的同时干预所有其他的可逆性心血管危险因素（如吸烟、高胆固醇血症或糖尿病等），并适当处理同时存在的各种临床情况。危险因素越多，其程度越严重，若还兼有其他临床情况，则心血管病的绝对危险就更高，对这些危险因素的干预力度也应更大。

5.降压目标

心血管危险与血压之间的关系在很大范围内呈连续性，应尽可能实现降压达标。

高血压患者的降压目标：一般高血压患者，应将血压降至140/90mmHg以下；65岁及65岁以上的老年人的收缩压应控制在150mmHg以下，如能耐受还可进一步降低；伴有慢性肾脏疾病、糖尿病，或病情稳定的冠心病或脑血管病的高血压患者，治疗更宜个体化，一般可以将血压降至130/80mmHg以下。伴有严重肾脏疾病或糖尿病，或处于急性期的冠心病或脑血管病患者，应按照相关指南进行血压管理。舒张压＜60mmHg的冠心病患者，应在密切监测血压的情况下逐渐实现降压达标。

（二）治疗策略

按低危、中危、高危及极高危分层。应全面评估患者的总体危险，并在危险分层的基础上做出治疗决策。

1.极高危患者

立即开始对高血压及并存的危险因素和临床情况进行综合治疗。

2.高危患者

立即开始对高血压及并存的危险因素和临床情况进行药物治疗。

3.中危患者

先对患者的血压及其他危险因素进行为期数周的观察，评估靶器官损害情况，然后决定是否以及何时开始药物治疗。

4.低危患者

对患者进行 1～3 个月时间的观察，反复监测血压，尽可能进行 24 小时动态血压监测，评估靶器官损害情况，然后决定是否以及何时开始药物治疗。

（三）高血压的非药物治疗

高血压治疗需要将药物治疗同治疗性生活方式干预相结合，通过改变不良的生活方式来达到降低血压的目的，同时有助于控制其他心血管病的危险因素，是治疗高血压的首要措施，并应贯彻于治疗的始终，具体内容如下。

1.减重

体重指数（BMI），是用体重千克数除以身高米数平方得出的数字，是目前国际上常用的衡量人体胖瘦程度以及是否健康的一个标准。BMI 的计算公式为 BMI＝体重（kg）/[身高（m）]^2，成年人正常体重指数为 18.5～23.9kg/m^2，在 24～27.9kg/m^2 为超重，提示需要控制体重；BMI＞28kg/m^2 为肥胖，应减重。衡量超重和肥胖的另一个常用指标是腰围。成年人正常腰围为 90/85cm（男/女），如腰围＞90/85cm（男/女），同样提示需控制体重，如腰围＞95/90cm（男/女），也应减重。有报道称，冠心病发病率随高血压患者 BMI 的增加而增大，每增加 3kg/m^2，心血管事件发生的危险性中女性升高 57%，男性升高 50%。减重对健康的利益是巨大的，如在人群中平均体重下降 5～10kg，收缩压可下降 5～20mmHg。高血压患者体重减少 10%，则可使胰岛素抵抗、糖尿病、高脂血症和左心室肥厚改善。减重的方法一方面是减少总热量的摄入，强调减少脂肪并限制过多糖类的摄入；另一方面则需增加体育锻炼，规律的、中等强度的有氧运动是控制体重的有效方法，如跑步、太极拳、健美操、瑜伽、游泳等。减重的速度因人而异，通常以每周减重 0.5～1kg 为宜，减肥可提高整体健康水平，减少包括癌症在内的许多慢性病，关键是"管住嘴，迈开腿"。

2.采用合理膳食

（1）减少钠盐摄入：食盐的主要成分是氯化钠，一般成年人每天膳食摄钠 1～2g（相当于食盐 3～5g），就能满足机体对钠的需求量。世界卫生组织（WHO）建议每人每日食盐量不超过 6g，而我国人群平均每天的摄盐量为 10～20g。盐摄入过多，超过肾脏排钠的能力会出现钠潴留，钠潴留导致晶体渗透压升高，故继发性引起水潴留，从而导致血容量的增加，最终引起血压的升高。我国膳食中约 80%的钠来自烹调或含盐高的腌制品，其他米、面、蔬菜、水果、肉类等均含有少量的天然食盐。因此，限盐首先要减少烹调用盐及含盐高的调料，少食各种咸菜及腌制食品。如果北方居民减少日常用盐 1/2，南方居民减少 1/3，则基本接近 WHO 建议。

（2）减少膳食脂肪，补充适量优质蛋白质。中国 1 组北京与广州流行病学的资料对比，广州男女工人血压均值、患病率、发病率明显低于北京，除北京地区人群摄取高钠高脂肪饮食外，还可能与广州膳食富含蛋白质，特别是鱼类蛋白质较高有关。有研究表明，每周吃鱼 4 次以上的人，与吃鱼最少的相比，冠心病发病率减少 28%。建议改善动物性食物结构，减少含脂肪高的猪肉，增加含蛋白质较高而脂肪较少的禽类及鱼类。蛋白质占总热量 15%左右，动物蛋白占总蛋白质 20%。蛋白质质量依次为：奶、蛋；鱼、肝；鸡、鸭肉；猪、牛、羊肉；植物蛋白，其中豆类最好。

（3）注意补充钾和钙：流行病学研究证实，高钠低钾饮食可促进血压增高，而高钾低钠饮食可改善血管内皮功能，降低人群血压和心脑血管事件。而我国居民（尤其是北方地区）普遍喜食高盐，并且还普遍存在严重的钠钾失衡，人均每天摄入盐 15～16g，而钾仅为 1.5～1.9g。中国膳食低钾、低钙，应增加高钾高钙的食物，高钾及高钙饮食可以促进尿钠的排泄，拮抗高钠引起的高血压。但应该注意的是，一些高血压合并肾衰竭患者血钾常偏高，故应限制以下食物的用量。

（4）多吃蔬菜和水果：研究证明增加蔬菜或水果摄入，减少脂肪摄入可使收缩压和舒张压有所下降。素食者比肉食者有较低的血压，其降压的作用可能基于水果、蔬菜、食物纤维和低脂肪的综合作用。但需要指出的是并不是建议高血压患者，特别是肥胖的高血压患者做绝对的素食主义者，健康的膳食结构包括一定量的动物蛋白的摄入，因为动物蛋白所含的某些氨基酸是植物蛋白所不能替代的。故人类饮食应以素食为主，适当肉量最理想。建议每日摄取新鲜的蔬菜 400～500g，水果 100g。

（5）限制饮酒量：关于酒精的升压作用目前尚未认识清楚，虽然有研究显示，少量规律的饮酒，能提高高密度脂蛋白胆固醇含量，改善动脉粥样硬化，减少冠心病发病的危险，但大量报道证明，长期大量饮酒与血压升高有独立的正相关。大量饮酒可诱发心脑血管事件发作，增加高血压患者病死率。因此，不提倡用少量饮酒预防冠心病，提倡高血压患者戒酒，因饮酒可增加服用降压药物的抗性。如饮酒，建议每日饮酒量为少量，每日酒精摄入量男性不应超过 25g，女性不应超过 15g，白酒、葡萄酒（或米酒）与啤酒的量分别少于 50mL、100mL、300mL。不提倡饮高度烈性酒。WHO 对酒的新建议是饮酒越少越好。

3.增加体力活动

运动后低血压反应是指在人体运动后的恢复期内，动脉血压低于运动前安静状态的生理现象，这一现象已被国外的许多研究所证实。每个参加运动的人，特别是中老年人和高血压患者，在运动前最好了解一下自己的身体状况以决定自己的运动种类、强度、频度和持续运动时间。中老年人可选择有氧、伸展及增强肌力练习 3 类运动，具体项目有步行、慢跑、太极拳、门球等。运动强度必须因人而异，按科学锻炼的要求，常用运动强度指标可用运动时最大心率达到 180（或 170）次/分减去年龄，如 50 岁的人运动心率为 120～130 次/分，如果求精确则采用最大心率的 60%～85%作为运动适宜心率，需在医师指导下进行。因此，建议每天应进行适量的 30 分钟左右的体力活动；而每周则应有 1 次以上的有氧体育锻炼，如步行、慢跑、骑车、游泳、做健美操、跳舞和非比赛性划船等。典型的体力活动计划包括 3 个阶段：5～10 分钟的轻度热身活动；20～30 分钟的耐力活动或有氧运动；放松阶段，约 5 分钟，逐渐减少用力，使心脑血管系统的反应和身体产热功能逐渐稳定下来。运动前患者必须做好充分的准备活动。运动时要尽量放松，发现患者有急躁冒进、静立过久、憋气时间太长等现象应及时劝阻。有高血压的患者绝不可以参加竞争性和强对抗性的活动，以免发生意外。总之，运动治疗高血压，要循序渐进，坚持经常锻炼，方可起到长久平稳的降压作用。

4.减轻精神压力，保持心理平衡

早在 20 世纪 30 年代，心身医学的创始人 Alexanderl 便首先提出高血压的发病与心身变化相关。社会、心理因素作为高血压发病的危险因素之一，其影响不亚于生物、理化因素导致的高血压。有研究指出，高血压患病率与职业紧张水平有关，长期的社会竞争和高负荷的工作给个体带来了很多压力，从而增加了患高血压的可能性。不良情绪方面，有研究提出，明显的焦虑情绪是高血压发生发展的一个独立预报因素，并可影响降压药物的疗效；抑郁在高血压发病中也有重要影响，精神调节药物可提高高血压的治疗效果。对于高血压患者，这种精神状态常使他们较少采用健康的生活方式，采用如酗酒、吸烟等不良的生活方式，并降低对抗高血压治疗的依从性。对于高血压患者可以给予针对性心理干预，采取心理疏导放松疗法、兴趣培养、倾听音乐等方法，使患者保持乐观情绪，避免情绪大幅度波动，必要时建议患者寻求专业的心理辅导或治疗。

5.戒烟

在高血压常见的危险因素中，吸烟是较受关注的因素之一。有研究证实，吸烟可引起血压短暂的升高，血压变动是由烟草中的尼古丁引起的。尼古丁是一种剧毒物质，能刺激心脏，使心搏加快，血管收缩，血压升高。吸 1 支普通的香烟，可使收缩压升高 10～25mmHg。长期大量地吸烟，可引起小动脉的持续性收缩，小动脉壁的平滑肌变性，血管内膜渐渐增厚，形成小动脉粥样硬化，更促进了高血压的进一步恶化。而且吸烟使患者对降压药的敏感性降低，降压治疗不易获得满意疗效。被动吸烟对血压也有影响，土耳其的 1 项关于被动吸烟与血压和心率关系的研究表明，被动吸烟对年轻女性的心率和血压有急性效应，可引起短暂的心率和血压升高。鉴于吸烟对健康有百害而无一利，戒烟治疗应是高血压患者的重要干预方式。

（四）高血压的药物治疗

1.降压的目的和平稳达标

（1）降压治疗的目的：实施降压药物治疗的目的是，通过降低血压，有效预防或延迟脑卒中、心肌梗死、心力衰竭、肾功能不全等并发症的发生；有效控制高血压的疾病进程，预防高血压急症、亚急症等重症高血压的发生。较早进行的以舒张压（≥90mmHg）为入选标准的降压治疗试验显示，舒张压每降低 5mmHg（收缩压降低 10mmHg），可使脑卒中和缺血性心脏病的风险分别降低 40% 和 14%；稍后进行的单纯收缩期高血压（收缩压≥160mmHg，舒张压<90mmHg）降压治疗试验显示，收缩压每降低 10mmHg（4mmHg），可使脑卒中和缺血性心脏病的风险分别降低 30% 和 23%。

（2）降压达标的方式选择：将血压降低到目标水平（140/90mmHg 以下；高风险患者 130/80mmHg；老年人收缩压 150mmHg 以内），可以显著降低心脑血管并发症的风险。在达到上述治疗目标后，是否进一步降低血压需要个体化分析。大多数高血压患者应根据病情在数周至数月内将血压逐渐降至目标水平。年轻、病程较短的高血压患者，降压速度可快一点；但老年人、病程较长或已有靶器官损害或并发症的患者，降压速度则应慢一点，应进行个体化区分。

（3）降压药物治疗的时机选择：高危、很高危或 3 级高血压患者，应立即开始降压药物治疗。确诊的 2 级高血压患者，应考虑开始药物治疗；1 级高血压患者，可在不良生活方式干预数周后血压仍≥140/90mmHg 时，再开始降压药物治疗。

2.降压药物应用的基本原则

降压药物应用应遵循以下 4 项原则，即小剂量开始、优先选择长效制剂、联合用药及个体化。

（1）小剂量开始：初始治疗时通常应采用较小的有效治疗剂量，并根据需要逐步增加剂量。

（2）优先选择长效制剂：尽可能使用一天一次给药而有持续24小时降压作用的长效药物，以有效控制夜间血压与晨峰血压，更能有效预防心脑血管并发症的发生。

（3）联合用药：增加降压效果又不增加不良反应，在低剂量单药治疗疗效不满意时，可以采用两种或多种降压药物联合治疗。2级以上高血压为达到目标血压常需联合治疗。对血压≥160/100mmHg或中危及中危以上患者，起始即可采用小剂量两种药联合治疗，或用小剂量固定复方制剂。

（4）注意个体化：根据患者具体情况和耐受性及个人意愿或长期承受能力，选择适合的降压药物。

3.常用降压药物的种类和作用特点

常用降压药物包括钙通道阻滞剂（CCB）、血管紧张素转换酶抑制剂（ACEI）、血管紧张素Ⅱ受体阻滞剂（ARB）、利尿剂和β受体阻滞剂5类，以及由上述药物组成的固定配比复方制剂。此外，α受体阻滞剂或其他种类的降压药有时也可应用于某些高血压人群。CCB、ACEI、ARB、利尿剂和β受体阻滞剂及其低剂量固定复方制剂，均可作为降压治疗的初始用药或长期维持用药，单药或联合治疗。

（1）CCB：主要通过阻断血管平滑肌细胞上的钙离子通道发挥扩张血管、降低血压的作用。包括二氢吡啶类钙通道阻滞剂和非二氢吡啶类钙通道阻滞剂。前者包括如硝苯地平、尼群地平、拉西地平、氨氯地平和非洛地平等。此类药物可与其他4类药联合应用，尤其适用于老年高血压、单纯收缩期高血压以及伴稳定型心绞痛、冠状动脉或颈动脉粥样硬化及周围血管病患者。常见不良反应包括反射性交感神经激活导致的心搏加快、面部潮红、脚踝部水肿、牙龈增生等。二氢吡啶类钙通道阻滞剂没有绝对禁忌证，但心动过速与心力衰竭患者应慎用，如必须使用，则应慎重选择特定制剂，如氨氯地平等分子长效药物。急性冠状动脉综合征、心力衰竭患者不推荐使用短效硝苯地平。

临床上常用的非二氢吡啶类钙通道阻滞剂主要包括维拉帕米和地尔硫䓬两种药物，也可用于降压治疗。常见不良反应包括抑制心脏收缩功能和传导功能，有时也会出现牙龈增生。禁用于二至三度房室传导阻滞、心动过缓、急性心力衰竭患者。在使用非二氢吡啶类钙通道阻滞剂前应详细询问病史，进行心电图检查，并在用药 2～6 周内复查。

（2）ACEI：作用机制是抑制血管紧张素转换酶，阻断肾素—血管紧张素系统发挥降压作用。常用药包括卡托普利、依那普利、贝那普利、雷米普利、培哚普利等。ACEI 单用降压作用明确，对糖脂代谢无不良影响。限盐或加用利尿剂可增加 ACEI 的降压效应。尤其适用于伴慢性心力衰竭、心肌梗死后伴心功能不全、糖尿病肾病、非糖尿病肾病、代谢综合征、蛋白尿或微量白蛋白尿患者。最常见的不良反应为持续性干咳，多见于用药初期，症状较轻者可坚持服药，不能耐受者可改用 ARB。其他不良反应有低血压、皮疹，偶见血管神经性水肿及味觉障碍。长期应用有可能导致血钾升高，应定期监测血钾和血肌酐水平。双侧肾动脉狭窄、高钾血症及孕妇禁用。

（3）ARB：作用机制是阻断血管紧张素 I 受体发挥降压作用。常用药包括氯沙坦、缬沙坦、厄贝沙坦、替米沙坦等，临床试验研究显示，ARB 可降低高血压患者心血管事件危险；降低糖尿病或肾病患者的蛋白尿及微量白蛋白尿。尤其适用于伴左心室肥厚、心力衰竭、心房颤动预防、糖尿病肾病、代谢综合征、微量白蛋白尿或蛋白尿患者，以及不能耐受 ACEI 的患者。不良反应少见，偶有腹泻，长期应用可升高血钾，应注意监测血钾及肌酐水平变化。双侧肾动脉狭窄、妊娠、高钾血症者禁用。

（4）利尿剂：通过利钠排水、降低高血容量负荷发挥降压作用。主要包括噻嗪类利尿剂、袢利尿剂、保钾利尿剂与醛固酮受体拮抗剂等几类。用于控制血压的利尿剂主要是噻嗪类利尿剂。我国常用的噻嗪类利尿剂主要是氢氯噻嗪和吲达帕胺。PATS 研究证实，吲达帕胺治疗可明显减少脑卒中再发危险。小剂量噻嗪类利尿剂（如氢氯噻嗪 6.25～25mg）对代谢影响很小，与其他降压药（尤其是 ACEI 或 ARB）合用可显著增加后者的降压作用。此类药物尤其适用于老年和高龄高血压、单独收缩期高血压或伴心力衰竭患者，也是难治性高血压的基础药物之一。其不良反应与剂量密切相关。噻嗪类利尿剂可引起低钾血症，长期应用者应定期监测血钾，并适量补钾。痛风者禁用，高尿酸血症、肾功能不全者慎用，后者如需使用利尿剂，应使用袢利尿剂，如呋塞米等。

保钾利尿剂如阿米洛利、醛固酮受体拮抗剂如螺内酯等有时也可用于控制血压。在利钠排水的同时不增加钾的排出，在与其他具有保钾作用的降压药如 ACEI 或 ARB 合用时需注意发生高钾血症的危险。螺内酯长期应用有可能导致男性乳房发育等不良反应。

（5）β受体阻滞剂：主要通过抑制过度激活的交感神经活性、抑制心肌收缩力、减慢心率发挥降压作用，常用药物包括美托洛尔、比索洛尔、卡维地洛和阿替洛尔等。美托洛尔、比索洛尔对β受体有较高的选择性，因此阻断β₂受体而产生的不良反应较少，既可降低血压，也可保护靶器官、降低心血管事件风险。β受体阻滞剂尤其适用于伴快速性心律失常、冠心病心绞痛、慢性心力衰竭、交感神经活性增高以及高动力状态的高血压患者。常见的不良反应有疲乏、肢体冷感、激动不安、胃肠不适等，还可能影响糖、脂代谢。高度心脏传导阻滞、哮喘患者为禁忌证。慢性阻塞性肺疾病、运动员、周围血管病或糖耐量异常者慎用；必要时也可慎重选用高选择性β受体阻滞剂。长期应用者突然停药可发生反跳现象，即原有的症状加重或出现新的表现，较常见有血压反跳性升高，伴头痛、焦虑等，称为撤药综合征。

（6）α受体阻滞剂：不作为一般高血压治疗的首选药，适用于高血压伴前列腺增生患者，也用于难治性高血压患者的治疗。开始用药应在入睡前，以防直立性低血压的发生，使用时注意测量坐立位血压，最好使用控释制剂。直立性低血压者禁用。心力衰竭者慎用。

（7）肾素抑制剂：为一类新型降压药，其代表药为阿利吉仑，可显著降低高血压患者的血压水平，但对心脑血管事件的影响尚待大规模临床试验评估。

4.降压药的联合应用

（1）联合用药的意义：联合应用降压药物已成为降压治疗的基本方法。许多高血压患者为了达到目标血压水平需要应用≥2种降压药物。

（2）联合用药的适应证：2级高血压和（或）伴有多种危险因素、靶器官损害或临床疾病的高危人群，往往初始治疗即需要应用2种小剂量降压药物，如仍不能达到目标水平，可在原药基础上加量或可能需要3种，甚至4种以上降压药物联合应用。

（3）联合用药的方法：两药联合时，降压作用机制应具有互补性。因此，具有相加的降压效果，并可互相抵消或减轻不良反应。例如，在应用ACEI或ARB基础上加用小剂量噻嗪类利尿剂，降压效果可以达到甚至超过原有的ACEI或ARB剂量翻倍的降压幅度。同样的，加用二氢吡啶类钙通道阻滞剂也有相似效果。

（4）联合用药方案。

1）ACEI或ARB加噻嗪类利尿剂：利尿剂的不良反应是激活RAAS，可造成一些不利于降低血压的负面作用，与ACEI或ARB合用则可抵消此不利因素。此外，ACEI和ARB由于可使血钾水平略有上升，从而能防止噻嗪类利尿剂长期应用所致的低钾血症等不良反应。ARB或ACEI加噻嗪类利尿剂联合治疗有协同作用，有利于改善降压效果。

2）二氢吡啶类钙通道阻滞剂加ACEI或ARB：前者具有直接扩张动脉的作用，后者通过阻断RAAS，既扩张动脉，又扩张静脉，故两药联合有协同降压作用。二氢吡啶类钙通道阻滞剂常见的踝部水肿可被ACEI或ARB消除。高血压综合防治研究（CHIEF）表明，小剂量长效二氢吡啶类钙通道阻滞剂加ARB初始联合治疗高血压患者，可明显提高血压控制率。ACEI或ARB也可部分阻断钙通道阻滞剂所致的反射性交感神经张力增加和心率加快的不良反应。

3）钙通道阻滞剂加噻嗪类利尿剂：我国FEVER研究证实，二氢吡啶类钙通道阻滞剂加噻嗪类利尿剂治疗可降低高血压患者脑卒中发生的风险。

4）二氢吡啶类钙通道阻滞剂（D-CCB）加β受体阻滞剂：前者具有的扩张血管和

轻度增加心率的作用，正好抵消β受体阻滞剂的缩血管及减慢心率的作用。两药联合可使不良反应减轻。

临床主要推荐应用的优化联合治疗方案是：D-CCB+ARB；D-CCB+ACEI；ARB+噻嗪类利尿剂；ACEI+噻嗪类利尿剂；D-CCB+噻嗪类利尿剂；D-CCB+β受体阻滞剂。次要推荐使用的可接受联合治疗方案是：利尿剂+β受体阻滞剂；α受体阻滞剂+β受体阻滞剂；D-CCB+保钾利尿剂；噻嗪类利尿剂+保钾利尿剂。不常规推荐的但必要时可慎用的联合治疗方案是：ACEI+β受体阻滞剂；ARB+β受体阻滞剂；ACEI+ARB；中枢作用药+β受体阻滞剂。

多种药物的合用：①三药联合的方案，在上述各种两药联合方式中加上另一种降压药物便构成三药联合方案，其中二氢吡啶类钙通道阻滞剂+ACEI（或ARB）+噻嗪类利尿剂组成的联合方案最为常用。②四药联合的方案，主要适用于难治性高血压患者，可以在上述三药联合基础上加用第4种药物，如β受体阻滞剂、螺内酯、可乐定或α受体阻滞剂等。

（5）固定配比复方制剂：是常用的一组高血压联合治疗药物，通常由不同作用机制的两种小剂量降压药组成，也称为单片固定复方制剂。与分别处方的降压联合治疗相比，其优点是使用方便，可改善治疗的依从性。对2级或3级高血压或某些高危患者，可作为初始治疗的药物选择之一。应用时注意其相应组成成分的禁忌证或可能的不良反应。

1）传统的固定配比复方制剂包括：①复方利血平（复方降压片）。②复方利血平氨苯蝶啶片（降压0号）。③珍菊降压片等。以当时常用的利血平、氢氯噻嗪、盐酸双屈嗪或可乐定为主要成分。此类复方制剂组成成分的合理性虽有争议，但仍在基层广泛使用。

2）新型的固定配比复方制剂：一般由不同作用机制的两种药物组成，多数每天口服1次，每次1片，使用方便，改善依从性。目前，我国上市的新型的固定配比复方制剂主要包括：ACEI+噻嗪类利尿剂；ARB+噻嗪类利尿剂；二氢吡啶类钙通道阻滞剂

+ARB；二氢吡啶类钙通道阻滞剂+β受体阻滞剂；噻嗪类利尿剂+保钾利尿剂等。

3）降压药与其他心血管治疗药物组成的固定复方制剂：有二氢吡啶类钙通道阻滞剂+他汀类药物、ACEI+叶酸等，此类复方制剂使用应基于患者伴发的危险因素或临床疾病，需掌握降压药和相应非降压药治疗的适应证及禁忌证。

5.危险因素的处理

（1）调脂治疗：血脂异常是动脉粥样硬化性疾病的重要危险因素，高血压伴有血脂异常显著增加心血管病危险，高血压对我国人群的致病作用明显强于其他心血管病危险因素。《中国成人血脂异常防治指南》强调了在中国人群中高血压对血脂异常患者心血管综合危险分层的重要性。

他汀类药物调脂治疗对高血压或非高血压者预防心血管事件的效果相似，均能有效降低心脑血管事件；小剂量他汀类药物用于高血压合并血脂异常患者的一级预防安全有效。他汀类药物降脂治疗对心血管疾病危险分层为中高危者可带来显著临床获益，但低危人群未见获益。

对高血压合并血脂异常的患者，应同时采取积极的降压治疗以及适度的降脂治疗。调脂治疗建议如下：首先应强调治疗性生活方式改变，当严格实施治疗性生活方式3～4个月后，血脂水平不能达到目标值，则考虑药物治疗，首选他汀类药物。血清总胆固醇（TC）水平较低与脑出血的关系仍在争论中，需进一步研究。他汀类药物应用过程中应注意肝功能异常和肌肉疼痛等不良反应，需定期检测血常规、转氨酶和肌酸激酶。

（2）抗血小板治疗：阿司匹林在心脑血管疾病二级预防中的作用有大量临床研究证据支持，且已得到广泛认可，可有效降低严重心血管事件风险1/4，其中非致命性心肌梗死下降1/3，非致命性脑卒中下降1/4，所有血管事件下降1/6。①高血压合并稳定型冠心病、心肌梗死、缺血性脑卒中或TIA史以及合并周围动脉粥样硬化疾病患者，需应用小剂量阿司匹林（100mg/d）进行二级预防。②合并血栓症急性发作，如急性冠状动脉综合征、缺血性脑卒中或TIA、闭塞性周围动脉粥样硬化症时，应按相关指南的推荐使用阿司匹林，通常在急性期可给予负荷剂量（300mg/d），而后应用小剂量

（100mg/d）作为二级预防。③高血压合并心房颤动的高危患者宜根据是否合并心脏瓣膜疾病及 CHADS₂ -VASc 评分选择口服抗凝剂还是给予阿司匹林。④高血压伴糖尿病、心血管高风险者可用小剂量阿司匹林（75～100mg/d）进行一级预防。⑤阿司匹林不能耐受者可用氯吡格雷（75mg/d）代替。

高血压患者长期应用阿司匹林应注意：①需在血压控制稳定（<150/90mmHg）后开始应用，未达良好控制的高血压患者，阿司匹林可能增加脑出血风险。②服用前应筛查有无发生消化道出血的高危因素，如消化道疾病（溃疡病及其并发症史）、65 岁以上、同时服用皮质类固醇或其他抗凝药或非甾体抗炎药等；如果有高危因素，应采取预防措施，包括筛查与治疗幽门螺杆菌感染，预防性应用质子泵抑制剂，以及采用合理联合抗栓药物的方案等。③合并活动性胃溃疡、严重肝病、出血性疾病患者需慎用或停用阿司匹林。

（3）控制血糖：高血压伴糖尿病患者心血管病发生危险更高。高于正常的空腹血糖或糖化血红蛋白与心血管病发生危险增高具有相关性。中国 2 型糖尿病的控制目标是空腹血糖在 4.4～7.0mmol/L，非空腹<10mmol/L，HbA1c≤7.0%。对于老年人，尤其是独立生活的、病程长、并发症多、自我管理能力较差的糖尿病患者，血糖控制不宜过于严格，HbA1c≤8.5%，餐后血糖≤13.9mmol/L 即可。对于中青年糖尿病患者，血糖应控制在正常水平，即空腹血糖≤7.0mmol/L，餐后 2 小时血糖≤10.0mmol/L，HbA1c≤7.0%。

（4）综合干预多种危险因素：高血压患者往往同时存在多个心血管病危险组分，包括危险因素、并存靶器官损害、伴发临床疾病。除了针对某一项危险组分进行干预，更应强调综合干预多种危险组分。综合干预有利于全面控制心血管危险因素，有利于及早预防心血管病。高血压患者综合干预的措施是多方面的，常用的有降压、调脂、抗栓治疗。有资料提示，高同型半胱氨酸与脑卒中发生危险有关，而添加叶酸可降低脑卒中发生危险。因此，对叶酸缺乏人群，补充叶酸也是综合干预的措施之一。通过控制多种危险因素、保护靶器官、治疗已确诊的糖尿病等疾病，来达到预防心脑血管病发生的目的。

第二节　支气管哮喘

　　支气管哮喘（简称哮喘）是一种慢性气道炎症性疾病。这种慢性炎症与气道高反应性的发生和发展有关。哮喘的发病是遗传和环境两方面因素共同作用的结果。临床上表现为反复发作的喘息、气急、胸闷、咳嗽等症状，常在夜间和（或）清晨发作、加剧，大多数患者可经药物治疗得到控制。支气管哮喘如诊治不及时，随病程的延长可产生气道不可逆性缩窄和气道重塑。而当哮喘得到控制后，多数患者很少出现哮喘发作，严重哮喘发作则更少见。来自全球哮喘负担的数据表明，尽管从患者和社会的角度来看，控制哮喘的花费似乎很高，但不正确的治疗可导致哮喘反复发作，治疗费用将会更高。因此，合理的防治至关重要。为此，世界各国的哮喘防治专家共同起草，并不断更新了全球哮喘防治倡议（GINA）。GINA 目前已成为防治哮喘的重要指南。

一、流行病学

　　目前，全球约有 3 亿哮喘患者，我国约有 3000 万哮喘患者。各国哮喘患病率为 1%～18%，且呈逐年上升趋势。一般认为儿童哮喘患病率高于青壮年，成年男女性患病率大致相同，发达国家高于发展中国家，城市高于农村。约 40% 的患者有家族史。在欧美等发达国家的儿童及青少年中，哮喘患病率及有哮喘症状者在近 20 年增加了近一倍。哮喘患病率较高的国家和地区是英国（＞15%）、新西兰（15.1%）、澳大利亚（14.7%）、爱尔兰（14.6%）、加拿大（14.1%）及美国（10.9%）。在北美，3350 万人，即 1/10 的人口患有哮喘，某些种族甚至发病率会更高，如非洲裔美国人及西班牙人。在我国哮喘流行病学调查中，涉及人群和地区最广泛的是 2000 年全国儿童哮喘防治协作组对全国 31 个省 43 个城市 43 万儿童哮喘患病率、相关危险因素及对家庭和社会影响的调查。调查结果显示，我国哮喘患病率为 0.4%～5.0%，地区间差别较大。对城市＜14

岁儿童的调查表明，儿童哮喘患病率从 1990 年的 0.91%升至 2000 年的 1.50%。10 年间上升＞64.84%，说明我国的儿童哮喘患病率有明显上升趋势。哮喘的发病存在地理及季节性差别。2007 年西安市随机选取西安市碑林区和新城区 0～14 岁儿童 12613 例进行调查，发现儿童哮喘累计患病率为 1.74%，现患率为 1.31%，较 10 年前显著升高。其中男女性别之比为 162：100，发病季节以冬季为主，性别、呼吸道感染、过敏及遗传因素与哮喘发作有关。2003 年 11 月～2004 年 2 月对淮南市 10721 例 0～14 岁儿童进行流行病学调查的结果显示，其累计患病率为 4.11%，现患率为 3.02%，其中男、女儿童的现患率分别为 3.68%和 2.32%，差异有显著性（P＜0.01）。主要发病诱因为呼吸道感染，现患儿一、二级亲属中有哮喘史者占 42.59%，既往诊断与本次流行病学调查符合率为 42.59%。

有关哮喘病死率的资料尚不多。由于不同国家对疾病分类及诊断标准的不同，研究所得结论也有较大差异，加上部分死于哮喘的老年患者中，其真正的死因可能是由于慢性阻塞性肺疾病（COPD）或心功能不全等病症所表现出的类似哮喘的临床症状，这样就使哮喘病死率资料的价值受到了一定的影响。然而，对于＜35 岁诊断为死于哮喘的患者，其影响和干扰因素相对较少，其准确率往往＞80%。目前，全世界每年由于哮喘死亡 250000 人，大多数哮喘患者的死亡发生于＞45 岁的患者，这里死亡的患者中大部分是可以预防的，但多与长期控制不佳，最后一次发作时未及时获得医疗救援有关。在 2003 年 GINA 公布的数据中，哮喘病死率在 1.6/10 万～36.7/10 万。哮喘病死率的高低，与患者的社会经济状况、医疗保障条件及既往病史等有关。

二、病因

哮喘的病因尚未完全阐明，患者个体过敏体质及外界环境的影响是发病的危险因素。哮喘与多基因遗传有关，同时受遗传因素和环境因素的双重影响。

（一）遗传因素

哮喘是一种复杂的、具有多基因遗传倾向的疾病。多基因遗传的这些特点使得哮喘具有明显的遗传异质性，这就意味着在某些群体中发现的遗传易感基因在另外的群体中不一定能发现，这就使得哮喘相关基因的寻找和鉴定成为一个庞大的工程。传统的遗传易感基因研究从病例和家系入手，通过连锁分析或关联分析方法来寻找哮喘相关基因。哮喘遗传协作研究组通过对 3 个种族共 140 个家系研究分析，将哮喘遗传易感基因粗略分为 3 类：①决定变态性疾病易感性的 HLA-Ⅱ类分子基因遗传多态性；②T 细胞受体（TCR）高度多样性与特异性 IgE；③决定 IgE 调节及哮喘特征性气道炎症发生发展的细胞因子基因及药物相关基因。5q^1～3 区域内含有包括细胞因子簇（IL-3、IL-4、IL-9、IL-13、GM-CSF）、β$_2$ 肾上腺素能受体、淋巴细胞糖皮质激素受体、白三烯 C4 合成酶（LTC4S）等多个与哮喘发病相关的候选基因。这些基因对 IgE 调节以及对炎症的发生发展很重要，因此，5q^1～33 又称为"细胞因子基因簇"。以上基于病例和家系的研究主要缺陷是样本数不够，许多结果不能重复。近年来，点阵单核苷酸多态性基因分型技术，又称为全基因组关联研究（GWAS）的发展给哮喘的易感基因研究带来了重大突破。GWAS 不需要大样本的家系研究，同时又能得到更为有力的统计结果。最近两年采用 GWAS 鉴定了多个哮喘易感基因，并且结果得到了很好的重复。

（二）环境因素

主要包括变应原性和非变应原性因素，其中吸入性变应原是哮喘最重要的激发因素，而其他一些非变应原性因素也可以促进哮喘的发生。

1.变应原

室内变应原：尘螨是最常见的室内变应原，常见的有 4 种：屋尘螨、粉尘螨、宇尘螨和多毛螨。＞90%的螨类存在于屋尘中，屋尘螨是持续潮湿的气候中最主要的螨虫。屋尘螨抗原由螨虫身体各部分、分泌物和排泄物组成。尘螨主要抗原为 DerpⅠ和 DerpⅡ，主要成分为半胱氨酸蛋白酶或酪氨酸蛋白酶，这些变应原具有蛋白溶解活性，使它们更容易进入具有免疫活性的细胞。1g 尘土中屋尘螨的变应原浓度＞0.5g 成为对螨过敏的危险因素，可激发哮喘症状。家养宠物如猫、犬、鸟等也是室内变应原的重要来源，这些变应原存在于它们的皮毛、唾液、尿液与粪便等分泌物中。蟑螂也是常见的室内变应原，常见的与哮喘相关的蟑螂有美洲大蠊、德国小蠊、东方小蠊和黑胸大蠊，我国以黑胸大蠊常见。真菌也是变应原之一，它也存在室内空气中，特别是在阴暗潮湿及通风不良的地方，此外，真菌也容易生长在制冷、加热、湿化系统中，室内湿化器促进了真菌生长及增加了空气传播的危险性。常见真菌有青霉、曲霉、分枝孢子菌和念珠菌等。

室外变应原：花粉和草粉是最常见的引起哮喘发作的室外变应原，其对哮喘的影响随气候和地域条件变化。木本植物（树花粉）常引起春季哮喘，而禾本植物的草类和莎草类花粉常引起秋季哮喘。我国东部地区主要为豚草花粉，北部主要为蒿草类。真菌也是室外重要变应原，其诱发哮喘也有季节性。

职业性变应原：可引起职业性哮喘的常见的变应原有油漆、谷物粉、面粉、木材、饲料、茶、咖啡豆、家蚕、鸽子、蘑菇、异氰酸盐、邻苯二甲酸、松香、活性染料、过硫酸盐、乙二胺等。有报道母亲职业性接触乳胶、杀虫剂、杀真菌剂，以及父亲职业性接触面粉可引起子女儿童期哮喘患病风险增加。

食物：如鱼、虾、蟹、蛋类、牛奶等均是常见的变应原，食物中的添加剂如防腐剂、染色剂也可以引起哮喘急性发作。

药物：阿司匹林和一些非甾体抗炎药是药物所致哮喘的主要变应原，其他一些药物如普萘洛尔、抗生素（青霉素、头孢美素）、水杨酸酯等也可以引起哮喘发作。但相关报道生命早期（＜2岁）应用对乙酰氨基酚并不增加哮喘患病风险。

2.非变应原

大气污染：空气污染以及职业中接触的氨气等可致支气管收缩、一过性气道反应性增高，并能增强对变应原的反应。日常生活中诱发哮喘的常见空气污染有煤气、油烟、杀虫喷雾剂及蚊香等。一项针对8岁前幼龄儿童的较大样本前瞻性队列研究显示交通相关的空气污染物（NO_2、颗粒物、煤烟）引起儿童哮喘患病率、发病率及哮喘样症状发作增加。

吸烟：香烟烟雾是一种重要的哮喘促发因子。吸烟对哮喘的影响已有明确的结论，主动吸烟会加重哮喘患者肺功能的下降，加重病情并降低治疗效果。被动吸烟也是诱发哮喘的重要因素，特别是对于那些父母抽烟的哮喘儿童，常因被动吸烟而引起哮喘发作。母亲在妊娠期吸烟也会影响胎儿的肺功能及日后发生哮喘的易感性。

感染：流行病学证据证实呼吸道病毒感染与儿童和成年人的哮喘急性发作均有密切关系。呼吸道感染常见病毒有呼吸道合胞病毒（RSV）、腺病毒、鼻病毒、流感病毒、副流感病毒、冠状病毒以及某些肠道病毒 D 与成年人哮喘有关的病毒以鼻病毒和流感病毒为主；RSV、腺病毒、副流感病毒和鼻病毒则与儿童哮喘发作关系较为密切。RSV 是出生后第 1 年的主要病原，在 <2 岁的感染性哮喘中占 44%，在大儿童哮喘中也有 >10% 与其感染有关，因急性 RSV 感染住院的儿童在 10 年后有 42% 发生哮喘。婴幼儿期的细菌感染，尤其是肺炎衣原体，对成年后哮喘的发生也起着重要的作用。但环境中微生物的多样性可减少哮喘的患病风险。

月经、妊娠等生理因素：有些女性哮喘患者在月经期前 3～4 天有哮喘加重的现象，这与经前期黄体酮的突然下降有关。妊娠也是诱发哮喘加重的因素之一。妊娠 9 周的胎儿胸腺已可产生 T 淋巴细胞，第 19～20 周，在胎儿各器官中已产生 B 淋巴细胞，由于在整个妊娠期胎盘主要产生辅助性 II 型 T 细胞（TH_2）细胞因子，因而在胎儿肺的微环境中，TH_2 反应是占优势的。若母亲已有特异性体质，又在妊娠期接触大量的变应原（如牛奶中的乳球蛋白，鸡蛋中的卵蛋白或螨虫的 DerpI 等）或受到呼吸道病毒，特别是 RSV 的感染，则可能加重其 TH_2 调控的变态反应，增加胎儿出生后的变态反应和哮喘发病的可能性。

精神和心理因素：部分哮喘的发生和加重与精神和心理因素有关。有报道称 70% 的患者哮喘发作有心理因素参与，哮喘患者常见的心理异常表现为焦虑、抑郁、过度的躯体关注等。精神因素诱发哮喘的机制目前还不清楚。

运动：运动诱发支气管哮喘发作是较为常见的问题。跑步、爬山等运动尤其容易促使轻度哮喘或稳定期哮喘发作。

其他：有报道称微量元素缺乏，主要是缺铁、缺锌等可能诱发哮喘，婴儿时期在氯化消毒过的泳池中游泳会增加哮喘患病风险。也有研究认为肥胖或高体重指数与哮喘高患病率之间存在相关性，但还需要进一步证实。

三、发病机制

哮喘的发病机制不完全清楚，可概括为免疫—炎症机制、神经机制和气道高反应性及其相互作用。

（一）免疫—炎症机制

免疫系统在功能上分为体液（抗体）介导的免疫和细胞介导的免疫，两者均参与哮喘的发病。

（1）抗原通过抗原递呈细胞激活 T 细胞，活化的辅助性 T 细胞（主要是 TH_2 细胞）产生白细胞介素（IL-4、IL-5、IL-10 和 IL-13）等进一步激活 B 淋巴细胞，后者合成特异性 IgE，并结合于肥大细胞和嗜碱性粒细胞等细胞表面的 IgE 受体。若变应原再次进入体内，可与结合在细胞的 IgE 交联，使该细胞合成并释放多种活性递质导致平滑肌收缩、黏液分泌增加、血管通透性增高和炎症细胞浸润等。炎症细胞在递质的作用下又可分泌多种递质，使气道病变加重，炎症浸润增加，产生哮喘的临床症状，这是一个典型的变态反应过程。

根据变应原吸入后哮喘发生的时间，可分为速发型哮喘反应（IAR）、迟发型哮喘反应（LAR）和双相型哮喘反应。IAR 几乎在吸入变应原的同时立即发生反应，15～30 分钟达到高峰，2 小时后逐渐恢复正常。LAR 约 6 小时发病，持续时间长，可达数天，而且临床症状重，常呈持续性哮喘表现，肺功能损害严重而持久。LAR 是气道慢性炎症反应的结果。

（2）活化的 T 辅助细胞（主要是 TH_2 ）细胞分泌的细胞因子，可以直接激活肥大细胞、嗜酸性粒细胞及肺泡巨噬细胞等多种炎症细胞，使之在气道浸润和聚集。这些细胞相互作用，可以分泌出多种炎症递质和细胞因子，构成一个与炎症细胞相互作用的复杂网络，使气道收缩，黏液分泌增加，血管渗出增多。根据递质产生的先后可分为快速释放性递质，如组胺；继发产生性递质，如前列腺素（PG）、白三烯（LT）、血小板活化因子（PAF）等。肥大细胞激活后，可释放出组胺、嗜酸性粒细胞趋化因子（ECF）、中性粒细胞趋化因子（NCF）等递质，肺泡巨噬细胞激活后可释放血栓素（TX）、前列腺素（PG）等递质，进一步加重气道高反应性和炎症。

（3）各种细胞因子及环境刺激因素也可直接作用于气道上皮细胞，后者分泌内皮素-1 及基质金属蛋白酶（MMP）并活化各种生长因子，特别是转化生长因子－β。

以上因子共同作用于上皮下成纤维细胞和平滑肌细胞，使之增生而引起气道重塑。

（4）由气道上皮细胞、包括血管内皮细胞产生的黏附分子（AM）可介导白细胞与血管内皮细胞的黏附，白细胞由血管内转移至炎症部位，加重了气道炎症过程。

总之，哮喘的炎症反应是由多种炎症细胞、炎症递质和细胞因子参与的相互作用的结果，关系十分复杂，有待进一步研究。

（二）神经机制

神经因素也被认为是哮喘发病的重要环节。支气管受复杂的自主神经支配。除胆碱能神经、肾上腺素能神经外，还有非肾上腺素能非胆碱能（NANC）神经系统。支气管哮喘与 3－肾上腺素受体功能低下和迷走神经张力亢进有关，并可能存在肾上腺素能神经的反应性增加。NANC 能释放舒张支气管平滑肌的神经递质，如血管活性肠肽（VIP）、一氧化氮（NO），以及收缩支气管平滑肌的递质，如 P 物质、神经激肽，两者平衡失调，则可引起支气管平滑肌收缩。

（三）气道高反应性（AHR）

AHR 表现为气道对各种刺激因子出现过强或过早的收缩反应，是哮喘患者发生发展的另一个重要因素。目前普遍认为气道炎症是导致气道高反应性的重要机制之一，当气道受到变应原或其他刺激后，由于多种炎症细胞、炎症递质和细胞因子的参与，气道上皮的损害和上皮下神经末梢的裸露等导致气道高反应性。AHR 常有家族倾向，受遗传因素的影响。AHR 为支气管哮喘患者的共同病理生理特征，然而出现 AHR 者并非都是支气管哮喘患者，如长期吸烟、接触臭氧、病毒性上呼吸道感染、慢性阻塞性肺疾病（COPD）等也可出现 AHR。

四、病理

疾病早期因病理的可逆性，肉眼可观解剖学上很少有器质性改变。随着疾病发展，病理学变化逐渐明显。肉眼可见肺膨胀及肺气肿，肺柔软疏松有弹性，支气管及细支气管内含有黏稠痰液及黏液栓。支气管壁增厚、黏膜肿胀充血形成皱襞，黏液栓塞局部可出现肺不张。显微镜下可见气道上皮下有肥大细胞、肺泡巨噬细胞、嗜酸性粒细胞、淋巴细胞与中性粒细胞浸润。气道黏膜下组织水肿，微血管通透性增加，支气管内分泌物潴留，支气管平滑肌痉挛，纤毛上皮细胞脱落，基膜露出，发生杯状细胞增生及支气管分泌物增加等病理改变。若哮喘长期反复发作，表现为支气管平滑肌肌层肥厚，气道上皮细胞下纤维化、基膜增厚等，致气道重构和周围肺组织对气道的支持作用消失。

五、临床表现

（一）症状

典型的哮喘表现为发作性的喘息，部分患者表现为发作性的咳嗽、胸闷和呼气性呼吸困难，大多数患者痰不多。发作时的严重程度和持续时间个体差异很大，轻者仅感呼吸不畅或胸部紧迫感，重者则可感到极度呼吸困难，被迫采取坐位或呈端坐呼吸，甚至出现发绀等。哮喘症状可在数分钟内发作，经数小时至数天，用支气管舒张药后缓解或自行缓解，也有少部分不缓解而呈持续状态。在夜间及凌晨发作和加重常是哮喘的特征之一，不少患者发作有一定季节性，好发于春夏之交或冬天，也有部分女性患者在月经前或月经期间哮喘发作或加重。

咳嗽变异性哮喘（CVA），咳嗽为唯一的表现，常于夜间及凌晨发作，运动、冷空气等诱发加重，气道反应性测定存在高反应性，抗生素或镇咳、祛痰药治疗无效，使用支气管解痉剂或吸入皮质激素治疗有效。

除了上述较常见的哮喘类型，有些青少年患者运动后 5～10 分钟开始出现胸闷、咳嗽和呼吸困难，称为运动性哮喘，一般在 30～45 分钟立刻恢复，在运动的同时发生哮喘较少见。这种运动性哮喘可能发生在一定的气候条件下，在患者运动的时候吸入干的、冷的空气较吸入热的、潮湿的空气时更容易出现。还有部分哮喘患者，在症状良好控制的情况下，会突然发生致死性的哮喘发作，称为脆性哮喘。职业性哮喘（OA）是暴露于工作环境时，诱发的气道炎症、支气管痉挛和气道高反应性，而出现与工作相关的不同种类的临床症状。另外，有部分患者是以前就存在哮喘或合并有哮喘，暴露于工作场所后出现哮喘恶化，称为工作加重型哮喘。很多工作时的条件可以加重哮喘的症状，包括刺激性的化学物质、粉尘、二手烟、常见的过敏原及其他"暴露"情况，如压力、工作环境的温度和体力消耗。

新近发现还存在一类新的哮喘类型，即胸闷作为唯一症状的不典型哮喘类型，称为胸闷变异性哮喘，患者以中青年多见，病程往往较长，起病隐匿，胸闷可在活动后诱发。部分患者夜间发作较为频繁，可有季节性，但无咳嗽、喘息，也无痰、无胸痛。部分患者因为怀疑"心脏疾病"而接受心导管、动态心电图、心脏超声、平板试验等检查。还有部分患者被长期误诊为心因性疾病，甚至出现躯体化精神障碍。这类患者肺通气功能往往正常，气道反应性增高，呼气流量峰值（PEF）变异率>20%，诱导痰嗜酸性粒细胞增高不明显，对哮喘治疗效果明显，但对治疗的反应相对典型哮喘而言起效较慢，部分患者需要辅助心理治疗。该特殊类型哮喘的临床特征和治疗转归还有待进一步探讨。

（二）体征

典型的体征是呼气相哮鸣音，这是判断哮喘处于发作期还是缓解期的重要指标。一般哮鸣音的强弱和气道狭窄及气流受阻的程度平行，哮鸣音越强，说明支气管痉挛越严重。哮喘症状缓解时，支气管痉挛减轻，哮鸣音也随之减弱或消失。但需注意，不能靠哮鸣音的强弱和范围作为估计哮喘急性发作严重度的根据。当气道极度收缩加上黏液栓阻塞时，气流反而减弱，这时哮鸣音减弱，甚至完全消失，表现为"沉默肺"，这是病情危笃的表现。哮喘发作时还可以有肺过度充气体征，如桶状胸、叩诊过清音、呼吸音减弱等,呼吸辅助肌和胸锁乳突肌收缩增强,严重时可有发绀、颈静脉怒张、奇脉、胸腹反常运动等。非发作期体征可无异常。

六、辅助检查

(一)血常规检查

过敏性哮喘患者可有嗜酸性粒细胞增高,如并发感染可有白细胞总数和中性粒细胞增高。

(二)痰液检查

痰涂片染色镜检可见较多嗜酸性粒细胞,也可见尖棱结晶、黏液栓和透明的哮喘珠。如并发呼吸道细菌感染,痰涂片革兰染色、细菌培养及药物敏感试验有助于病原菌的诊断。

(三)呼吸功能检查

1.通气功能检测

在哮喘发作时呈阻塞性通气功能改变,呼气流速指标均显著下降,第1秒用力呼气量(FEV_1)、1秒率[第1秒用力呼气量占用力肺活量百分率(FEV_1/FVC%)]以及呼气流量峰值(PEF)均减少。肺容量指标可见用力肺活量减少、残气量增加、功能残气量和肺总量增加,残气占肺总量百分比增高。缓解期上述通气功能指标可逐渐恢复。病变迁延、反复发作者,其通气功能可逐渐下降。

2.支气管激发试验

支气管激发试验用以测定气道反应性。常用的吸入激发剂为醋甲胆碱、组胺、甘露醇等。吸入激发剂后其通气功能下降、气道阻力增加。运动也可诱发气道痉挛,使通气功能下降,一般适用于通气功能在正常预计值的70%以上的患者,如FEV_1下降≥20%,可诊断为激发试验阳性。通过剂量反应曲线计算,使FEV_1下降20%的吸入药物累积剂量[PD(20)~FEV_1]或累积浓度[PC(20)~FEV_1],可对气道反应性增高的程度做出定量判断。

3.支气管舒张试验

支气管舒张试验用以测定气道可逆性。有效的支气管舒张药可使发作时的气道痉挛得到改善，肺功能指标好转。常用吸入型的支气管舒张剂有沙丁胺醇、特布他林及异丙托溴铵等。舒张试验阳性诊断标准：FEV，较用药前增加 12% 或 12% 以上，且其绝对值增加 200mL 或 200mL 以上；PEF 较治疗前增加 60L/min 或增加 20% 以上。

4.呼气流量峰值（PEF）及变异率

呼气流量峰值（PEF）及 PEF 变异率测定可反映气道通气功能的变化。哮喘发作时 PEF 下降。此外，由于哮喘有通气功能时间节律变化的特点，常于夜间或凌晨发作或加重，使其通气功能下降。若 24 小时内 PEF 或昼夜 PEF 波动率≥20%，也符合气道可逆性改变的特点。

（四）动脉血气分析

哮喘发作时，由于气道阻塞且通气分布不均，通气/血流比例失衡，可致肺泡—动脉血氧分压差增大；严重发作时可有缺氧，PaO_2 降低，由于过度通气可使 $PaCO_2$ 下降，pH 上升，表现为呼吸性碱中毒。重症哮喘时，病情进一步发展，气道阻塞严重，可有缺氧及 CO_2 滞留，$PaCO_2$ 上升，表现为呼吸性酸中毒。若缺氧明显，可合并代谢性酸中毒。

（五）胸部 X 线检查

哮喘发作早期可见两肺透亮度增加，呈过度通气状态；在缓解期多无明显异常，如并发呼吸道感染，可见肺纹理增加及炎性浸润阴影，同时要注意肺不张、气胸或纵隔气肿等并发症的存在。

（六）特异性变应原检测

哮喘患者大多数伴有过敏体质，对众多的变应原和刺激物敏感。测定变态反应指标结合病史有助于确诊，并可指导患者避免接触致敏因素。

1.体外检测

可检测患者的特异性 IgE，过敏性哮喘患者血清特异性 IgE 可较正常人明显增高。

2.在体试验

（1）皮肤过敏原测试：用于指导避免过敏原接触和脱敏治疗，临床较为常用。需根据病史和当地生活环境选择可疑的过敏原进行检查，可通过皮肤点刺等方法进行，皮试阳性提示患者对该过敏原过敏。

（2）吸入过敏原测试：吸入验证过敏原，引起哮喘发作。因过敏原的制作较为困难，且检验有一定的危险性，目前临床应用较少。在体试验应尽量防止发生过敏反应。

七、哮喘的诊断、分期及分级

（一）诊断标准

（1）反复发作喘息、气急、胸闷或咳嗽，多与接触变应原、冷空气，物理性、化学性刺激，病毒性上呼吸道感染，运动等有关。

（2）发作时在双肺可闻及散在或弥漫性、以呼气相为主的哮鸣音，呼气相延长。

（3）上述症状可经平喘药物治疗后缓解或自行缓解。

（4）除了其他疾病所引起的喘息、气急、胸闷或咳嗽。

（5）临床表现不典型者（如无明显喘息或体征）应有下列三项中至少一项阳性：①支气管激发试验或运动试验为阳性；②支气管舒张试验为阳性；③昼夜 PEF 变异率≥20%。符合（1）～（4）条或（4）、（5）条者，可以诊断为哮喘。

（二）哮喘的分期及控制水平分级

哮喘可分为急性发作期、非急性发作期。

1.急性发作期

急性发作期指喘息、气急、胸闷或咳嗽等症状突然发生或症状加重，伴有呼气流量降低，常因接触变应原等刺激物或治疗不当所致。哮喘急性发作时，其程度轻重不一，病情加重可在数小时或数天内出现，偶尔可在数分钟内即危及生命，故应对病情做出正确评估并及时治疗。急性发作时严重程度可分为轻度、中度、重度和危重 4 级。

轻度：步行或上楼时气短，可有焦虑，呼吸频率轻度增加，闻及散在哮鸣音，肺通气功能和血气检查正常。

中度：稍事活动感气短；讲话常有中断，时有焦虑，呼吸频率增加，可有三凹征，闻及响亮、弥散的哮鸣音，心率增快，可出现奇脉，使用支气管舒张剂后 PEF 占预计值 60%～80%，SaO_2 为 91%～95%。

重度：休息时感气短，端坐呼吸，只能发单字表达，常有焦虑和烦躁，大汗淋漓，呼吸频率＞30 次/分，常有三凹征，闻及响亮、弥散的哮鸣音，心率增快常＞120 次/分，奇脉，使用支气管舒张剂后 PEF 占预计值＜60%或绝对值＜100L/min 或作用时间＜2 小时，PaO_2 ＜60mmHg，$PaCO_2$ ＞45mmHg，SaO_2 ≤90%，pH 可降低。

危重：患者不能讲话，嗜睡或意识模糊，胸腹矛盾运动，哮鸣音减弱甚至消失，脉率变慢或不规则，严重低氧血症和高碳酸血症，pH 降低。

2.非急性发作期

非急性发作期也称为慢性持续期，指患者虽然没有哮喘急性发作，但在相当长的时间内，仍有不同频度和不同程度的喘息、咳嗽、胸闷等症状，可伴有肺通气功能下降。可根据白天、夜间哮喘症状出现的频率和肺功能检查结果，将慢性持续期哮喘病情严重程度分为间歇性、轻度持续、中度持续和重度持续 4 级，但这种分级方法在日常工作中已很少采用，主要用于临床研究。目前，应用最为广泛的非急性发作期哮喘严重性评估方法为哮喘控制水平，这种评估方法包括了目前症状控制评估和未来风险评估，症状控制评估又可分为未控制、部分控制和未控制 3 个等级，未来风险评估包括急性发作、形成呼吸道"固定"阻塞（出现不可逆的气流受限）及出现药物不良反应的风险。需要指出的是即使目前症状控制良好，也需评估未来风险。导致哮喘症状控制不良与急性发作控制不良的原因不同，需要采取不同的处理措施。肺功能检查在非急性发作期哮喘评估中具有关键作用，不仅在初始哮喘诊断，而且在开始治疗后的每 3～6 个月均应行肺功能检查。肺功能恶化是未来哮喘急性发作独立的危险因素。此外，还应评估是否存在哮喘合并症、吸入药物用法是否正确、治疗依从性及药物治疗的不良反应。

（三）哮喘病情评估工具及气道炎症监测

1.哮喘控制的评估

2011 年 GINA 指南提到哮喘的控制既要控制临床表现（夜间憋醒、缓解药物使用、正常活动受限和肺功能），又要控制患者的远期风险如急性发作、肺功能的加速下降和治疗的不良反应。

临床上可以通过对哮喘患者进行简易问卷方法、肺功能监测、气道炎症监测以及哮喘患者的生命质量评估的控制水平进行评估。

目前证实有效的评估哮喘控制的工具如哮喘控制测试、哮喘控制问卷（ACQ）、哮喘治疗评估问卷（ATAQ）、哮喘控制评分系统等，也有助于评估哮喘的严重程度和控制水平。ACT 是一种简便的测试工具，不需要肺功能检查，在中国进行的多中心可行性研究证实与 ACQ 评分、肺功能指标和呼吸专科医师的评估具有很好的一致性。有研究发现体重指数（BMI）是一个独立于气道炎症、肺功能和气道高反应性的有关哮喘控制水平的决定因素。经过吸入性糖皮质激素（ICS）治疗，BMI 又能预测 ACQ 评分结果，但是与肥胖相关的肺力学变化无关。

2.气道炎症监测

哮喘气道炎症的持续是临床症状反复发作的病理基础，长期持续的慢性炎症还与气道结构改变即气道重构密切相关。哮喘治疗的根本目的应当是消除气道炎症，而监测、评估气道炎症应作为哮喘管理的重要内容，其目的在于：①评估哮喘的严重程度；②预测哮喘急性发作；③评价药物治疗的效果；④指导哮喘治疗方案的调整。

多种方法可用于评价哮喘气道炎症，大体上可分为有创检测技术和无创检测技术。有创检测技术如经支气管镜黏膜活检、支气管肺泡灌洗术（BAL）及外科手术标本的病理学研究。近年来，多种无创检测技术用于气道炎症的监测与评估如下。

（1）气道反应性测定：能够间接反映气道炎症，是目前最重要的能够实际运用于临床的检测技术，不仅可以作为排除或确定哮喘（特别是非典型哮喘）诊断的有力依据，也可用于评估哮喘病情轻重，连续观察气道反应性，有助于判断病情发展、治疗效果和预后等。国内外均有研究证明以气道反应性高低指导哮喘治疗方案的调整，更有利于控制气道炎症，有助于取得更好的哮喘控制。此外，气道反应性消失的患者通常表示哮喘完全控制，停药之后哮喘复发的风险相对较低。支气管激发试验不能用于肺功能较差（$FEV_1 < 70\%$）的患者，敏感性高而特异性相对较低，因此作为哮喘长期监测、评估的工具尚难以普遍推广。

（2）诱导痰检查：哮喘患者在没有自发痰或痰量不足时，可通过吸入高渗盐水刺激气道分泌物的方式取得诱导痰。诱导痰当中多种成分可以用于哮喘病情评估与监测。

1）嗜酸性粒细胞及其衍生产测定：多数研究表明，哮喘患者诱导痰中 EOS 增高，且与哮喘急性症状相关。抗炎治疗可使痰 EOS 降低，哮喘症状复发或加重时，痰 EOS 又升高，表明诱导痰 EOS 作为哮喘气道炎性标志之一，能及时反映哮喘气道炎症水平，也是一个对糖皮质激素治疗非常敏感的即刻反应指标。

2）一氧化氮（NO）及其代谢产物：一般通过测定呼出气和诱导痰中 NO^2/NO^3 推算出 NO 含量。哮喘患者诱导痰中 NO^3/NO^2 的含量显著增加，并与呼出气中 NO 浓度平行。

3）白三烯（LT）：半胱氨酸白三烯是哮喘气道炎症中的重要的炎性递质。哮喘患者诱导痰中 Cys-LT 水平增高，且在糖皮质激素治疗后仍维持较高水平，提示白三烯是不依赖于糖皮质激素的炎症反应途径。

4）烟曲霉：诱导痰中的烟曲霉与烟曲霉 IgE 致敏作用、中性粒细胞气道炎症以及肺功能的降低有关。因此，烟曲霉在气道定植的破坏作用可以导致哮喘患者的固定性气流受限。

（3）呼出气一氧化氮（NO）：通过专门的设备，可以测定呼出气 NO 分压。测定 FeNO 对哮喘诊断价值有限。但 FeNO 测定可用于哮喘病情的评估。①评估哮喘控制水平：FeNO 与哮喘控制的指标如症状评分、应急用药使用次数及气道阻塞的可逆性等相关，可用于评估哮喘的控制程度；②预测哮喘的病情恶化：FeNO 常于其他参数如肺功能和嗜酸性粒细胞发生明显改变之前就出现增高，因此可作为哮喘失控的早期警告指标；③评估环境控制效果；④评估治疗效果：与嗜酸性粒细胞类似，FeNO 也是一项对激素治疗极为敏感的"快速反应"的标志；⑤评估患者对 ICS 治疗的依从性；⑥筛查出激素抵抗性哮喘。

（4）呼出气冷凝物：呼出气冷凝液（EBC）检测的基本原理是冷却呼出气体得到冷凝液，而后通过测定冷凝液中的各种炎症递质水平来反映肺部疾病的炎症状态。呼出气冷凝液中包含的递质众多，现已经发现的超过 200 种。通过测定 EBC 中多种产物可以评估哮喘患者肺部炎症和氧化应激水平，常用的指标包括 H_2O_2、NO 代谢产物（NO^2/NO^3）、丙二醛、硝基酪氨酸、RS-Nos、8-isoprotane 以及 pH 等。有研究提示呼吸气冷凝物的酸化与哮喘急性发作有关。EBC 当中尚可测定白三烯（LT）和腺苷水平，其意义与检测诱导痰和外周血相似，但能直接反映肺部炎性状态是其优点。EBC 的采集过程对生理功能无任何不良影响，适用范围广，具有广阔的应用前景。EBC 的收集及检测过程的标准化问题尚待解决，特别需要提高对 EBC 中低浓度递质的分析测试。

（5）其他：通过外周血检测炎性细胞和递质是一种传统的方法，标本采集方便，检测技术成熟，其缺陷在于外周血指标很难真实、适时地反映气道炎症。外周血细胞因子的生物活性受到多种因素的干扰，其水平与肺内水平相关性不高。某些炎性递质，如白三烯、血清阳离子蛋白和可溶性 IL-2 受体的临床价值正在研究中。此外，尿液中某些成分也可用于哮喘的监测，如尿液 LTE4 水平与血清、EBC 浓度具有较好的相关性。有研究提示 IL-18 突变体与哮喘的严重程度显著相关，rs5744247 突变则反映 LIPS 刺激的单核细胞中 IL-18 的高转录活性和高表达水平以及血清中的 IL-18 高表达。新近研究提示骨桥蛋白与过敏性炎症有关，这种蛋白在哮喘中表达上调，与气道重构有关，它在上皮下的表达与疾病严重程度相关。

八、鉴别诊断

（一）慢性支气管炎

慢性支气管炎是指气管、支气管黏膜及其周围组织的慢性非特异性炎症。临床上以咳嗽、咳痰或伴有喘息及反复发作的慢性过程为特征。咳嗽、咳痰至少每年 3 个月，连续 2 年并除了其他原因所致的慢性咳嗽者。

临床可分为单纯型、阻塞型和喘息型。单纯型慢性支气管炎主要表现为咳嗽、咳痰，气道的反应性正常。阻塞型慢性支气管炎表现为部分不可逆的气道狭窄，阻塞的部位在细支气管和直径小于 2mm 的气道。慢性喘息性支气管炎除了慢性咳嗽、咳痰的症状外，还伴有发作性支气管痉挛。这种类型的慢性支气管炎患者的气道反应性增高，发作时类似于典型的哮喘。主要诱发因素为吸烟、有害粉尘、烟雾、有害的气体接触及反复的呼吸道感染。病理变化为呼吸道黏液—纤毛系统受到损伤，纤毛柱状上皮细胞变性、坏死脱落；支气管黏液腺增生，腺管扩张；杯状细胞增多，上皮发生柱状鳞状上皮化生；支气管壁充血，淋巴细胞、浆细胞浸润，管壁平滑肌束断裂、萎缩，也可出现平滑肌束增生、肥大。

临床特点：常于中老年发病，缓慢起病，病程较长，在发病过程中，常有反复的呼吸道感染史，冬季发病多，反复急性发作而加重，天气转暖时多可缓解；多有长期大量的吸烟史；有较长期的粉尘、烟雾或有害气体的职业接触史。主要症状有慢性咳嗽、咳痰，喘息型支气管炎有支气管痉挛，可引起喘息。

早期慢性支气管炎体征可不明显。急性发作期可闻及散在的湿性啰音及干性啰音，多在背部及肺底部。喘息型者可听到哮鸣音及呼气延长。X 线检查早期可无异常。病变反复发作，引起肺纹理增加、紊乱等非特征性改变，一般下肺野较明显。

肺功能检查早期可无异常。气道狭窄或有阻塞时，可表现为 FEV_1/FVC% 减少，FEV_1 减少，呼气流量峰值（PEF）及最大呼气流速—容积曲线减低也可作为气流阻塞的指标。肺容量改变，包括肺总量（TLC）、功能残气量（FRC）和残气量（RV）增加，肺活量（VC）下降等。支气管扩张试验阴性，PEF 波动率 < 15%。喘息型慢性支气管炎支气管扩张试验可呈阳性。

慢性支气管炎急性发作时外周血白细胞增多或中性粒细胞增多，痰涂片主要为中性粒细胞。培养常见病原菌为肺炎链球菌、嗜血流感菌、肺炎克雷伯菌等。

停止吸烟是治疗慢性支气管炎的重要措施；控制职业性或环境污染，避免或防止粉尘、烟雾及有害气体吸入。急性发作时，以控制感染为主。慢性支气管炎患者具有呼吸困难症状时，可适当加用支气管扩张剂。慎用激素。

喘息型支气管炎发作时，症状、体征甚至肺功能检查与哮喘很相似，临床鉴别点为：①哮喘常于幼年或青年突然起病，一般无慢性咳嗽、咳痰史，发作时以喘息为主；喘息型慢性支气管炎常于中老年发病，一般有慢性咳嗽、咳痰史，急性发作时以咳嗽、咳痰为主，伴有喘息。②哮喘可经治疗或自行缓解，激素治疗有效，缓解后可无症状；喘息型慢性支气管炎经抗感染有效，缓解后可仍有咳嗽、咳痰的症状。③哮喘患者痰中嗜酸性粒细胞百分比可达 30%；喘息型慢性支气管炎痰中嗜酸性粒细胞百分比为 5% 左右。

（二）左心衰竭

大多数心脏病发展到一定程度时可引起心肌收缩力减弱或心脏舒张功能障碍，心脏排血量减少，不能满足机体的需要；同时静脉回流障碍，静脉系统淤血，引起一系列症状和体征，即心力衰竭。按发生衰竭的部位分为左心衰竭、右心衰竭和全心衰竭。左心衰竭患者多有心脏瓣膜疾病、冠心病、心肌病和高血压等病史，感染、甲状腺功能亢进、情绪激动或体力活动、贫血、过多过快的输液、停用强心类药物、心律失常、妊娠和分娩等可诱发左心衰竭。

临床表现：左心衰竭多有心脏疾病病史，可表现为疲劳、乏力、运动耐力降低、卧位性咳嗽、呼吸困难（劳力性呼吸困难、阵发性夜间呼吸困难、端坐呼吸）等症状。心源性哮喘时，可有明显喘憋、咳嗽、咳粉红色泡沫样痰的症状。

体征：左心室或左心房增大，心率增快，第一心音减弱，可听到舒张期奔马律，肺动脉瓣区第二心音增强，心前区收缩期杂音和两肺底有湿啰音，伴或不伴哮鸣音，可出现发绀和交替脉。

胸部 X 线片可发现左心房、左心室扩大，中上肺野肺纹理增强及 KerleyB 线。超声心动图能检查各心腔的内径、射血分数和室壁活动异常，左心室扩张和肥厚的程度，还能观察瓣膜病变、心包积液和心内血栓及肿瘤。血浆脑钠肽升高，且升高程度与心力衰竭程度相关。

（三）肺栓塞

肺栓塞是由肺动脉或某一分支被血栓或其他栓子堵塞引起相应肺实质血供受阻的疾病。肺栓塞栓子的来源主要为静脉血栓，约占80%，其他栓子包括癌栓、脂肪栓、空气栓、羊水栓、菌栓、虫卵栓等。血液的淤滞、血管壁的损伤和高凝状态是血栓形成的条件，肺栓塞的易患因素包括高龄、心脏病、肥胖、癌肿、妊娠、长期卧床、严重创伤、静脉曲张、术后及口服避孕药等。肺栓塞可单发或多发，栓子的大小有很大的差异，从显微镜下的微栓子到肉眼可见的巨大的骑跨型栓子。后者可完全阻塞肺动脉主干或其主要分支。双肺受累的概率约为2/3，下叶血管比上叶更常见，右肺受累比左肺常见。患有慢性内科疾病患者肺栓塞易复发。血栓中血小板分解释放组胺、5-羟色胺及缓激肽等使气道痉挛，肺顺应性下降，气道的阻力增加。

临床表现：肺栓塞的症状，除大块栓塞外，最常见的是小血栓不断形成，旧血栓又不能及时溶解，栓塞逐渐累积。呼吸困难，呈浅而快的呼吸，咳嗽、咯血，胸闷、胸痛，冷汗、昏厥，恶心、呕吐，焦虑等。巨大肺栓塞可致休克，甚至猝死。

体征：呼吸急促是常见的体征。其他常见的有心动过速、发绀和肺部湿啰音，其次为发热、胸腔积液体征、低血压或休克。心律失常、肺动脉瓣区第二心音亢进、黄疸和哮鸣音等。

胸部X线检查大多有异常征象，肺部阴影多见于下叶，可呈圆形、斑片状或楔形，典型者为楔形，底部与胸膜相连，顶端指向肺门。两侧多发性肺栓塞时，其浸润阴影类似支气管肺炎。最常见的X线征象为肺容积减少，主要表现为一侧横膈抬高，常有胸膜反应。肺门血管扩张，为肺栓塞的一个重要X线征象。重症患者可出现肺动脉段明显突出，心影增大及奇静脉上腔静脉影增宽。选择性肺动脉造影是诊断肺栓塞最特异的方法。

血白细胞计数可正常或增高，血小板减少；红细胞沉降率增快；48小时后乳酸脱氢酶（LDH）增高，4～6 天恢复正常；红细胞沉降率分析多有低氧血症，心电图检查有异常改变，典型的为电轴显著右偏，极度顺钟向转位和右束支传导阻滞，肺型 P 波，I 导联 S 波深，ST 段压低，I 导联 Q 波显著和 T 波倒置。

（四）类癌综合征

类癌起源于胃肠嗜铬细胞，这类细胞主要分布在胃肠道黏膜。胃肠嗜铬细胞有产生一系列具有生物活性的胺和肽类的潜在能力，包括 5-羟色胺、缓激肽、组胺、速激肽和前列腺素，类癌比较常见。能引起类癌综合征的肿瘤见于回肠，也可见于胃、胆道、十二指肠、胰腺、肺或性腺。类癌综合征表现为皮肤潮红，常伴有腹泻，可伴有哮喘发作或心力衰竭。其与支气管哮喘的鉴别点如下。

（1）患者常有皮肤潮红和腹泻的病史。

（2）尿中 5-羟吲哚乙酸（5-HIAA）排出的浓度明显升高。

（3）肝肿大较常见。

（4）CT、放射性核素扫描、超声检查等可明确肿瘤的解剖位置。

（五）中央气道阻塞疾病

中央气道是指气管分叉处以上的气道，阻塞可位于胸外，也可位于胸内。胸外中央气道阻塞疾病，如气管的炎症和良、恶性肿瘤以及咽喉癌、甲状腺癌；咽喉气管壁水肿、气管切开术后再生的瘢痕狭窄、咽后壁脓肿、扁桃体肿大、韦格肉芽肿、声带麻痹等，其与哮喘的鉴别点如下。

（1）呼吸困难症状持续存在或进行性加重，除喘息外常有剧烈咳嗽及高调吸气性喉鸣，应用支气管舒张剂疗效不佳。

（2）多呈现吸气性呼吸困难，严重者出现三凹征。

（3）直接喉镜、纤维支气管镜检查有助于确定病因。

（4）肺功能检查表现为吸气流量显著受限，呈平台状，呼气流量降低不明显。

如果阻塞位于中央气道胸内部位，患者出现吸气及呼气均费力，但呼气更困难。肺功能检查出现呼气的开始阶段呼气流量明显受限，峰流量消失，F-V 曲线的前半部分呈平台，吸气流量减低不明显。

（六）支气管内的阻塞性疾病

支气管异物、中央型肺癌，肺癌、纵隔肿瘤压迫支气管或小支气管等疾病，患者易并发阻塞性肺炎，可出现咳嗽、咳痰、喘息等症状，在肺内闻及局限的哮鸣音。其与哮喘的鉴别点如下。

（1）病史，如支气管异物多见于儿童，并有吸入史，肺癌多见于 45 岁以上男性，多有吸烟史；无哮喘反复发作史、其他过敏性疾病病史、家族史。

（2）支气管扩张剂无效。

（3）支气管镜检查可明确阻塞的性质和部位。

（七）肺嗜酸性粒细胞增多症

肺嗜酸性粒细胞增多症又称为肺嗜酸性粒细胞浸润症，是一组与变态反应相关的疾病，本病可分为 4 种类型：单纯性肺嗜酸性粒细胞浸润症、迁延性肺嗜酸性粒细胞浸润症、哮喘性嗜酸性粒细胞增多症及热带性嗜酸性粒细胞增多症。其临床共同特点为血嗜酸性粒细胞增多（常＞6%），患者常有咳嗽、胸闷、气急等呼吸道多种症状，其与哮喘的鉴别诊断比较困难，鉴别点如下。

（1）哮喘的病程相对更长，几年到几十年，肺嗜酸性粒细胞增多症患者病程相对较短，多为几个月，少为数年。

（2）胸部 X 线片：哮喘患者的胸部 X 线片无明显异常；而肺嗜酸性粒细胞增多症患者（除热带性嗜酸性粒细胞增多症）多发性、此起彼伏的淡薄斑形浸润阴影，而且呈游走性。

（3）哮喘时外周血中嗜酸性粒细胞常少于 10%；而肺嗜酸性粒细胞增多症时外周血中嗜酸性粒细胞常大于 10%。

（八）变态反应性支气管肺曲菌病

变态反应性支气管肺曲菌病是由烟曲菌引起，是机体对曲菌过敏引起的 I 型和Ⅲ型变态反应，从而产生哮喘和肺实质病变。多于秋、冬季发病，畏寒、发热、咳黏稠痰或棕黄色脓痰，或痰中带血和哮喘样发作。胸部 X 线片示肺部反复在同一部位出现游走性片状浸润影，孢子阻塞支气管可引起短暂性肺段或肺叶不张。其与哮喘鉴别诊断的要点如下。

（1）典型者咳出棕褐色痰，内含多量的嗜酸性粒细胞。

（2）胸部 X 线片呈游走性或固定浸润病灶。

（3）痰检或痰培养发现烟曲菌。

（4）曲菌抗原皮试呈速发反应阳性。

（5）曲菌抗原特异性抗体测定特异阳性。

（6）外周血嗜酸性粒细胞明显增多；血清总 IgE 水平明显增高。

（九）过敏性肉芽肿

本病的发病机制还不清楚，临床的实验室检查支持它是一种免疫性疾病，多见于中青年，患者可出现哮喘、过敏性鼻炎、发热的症状，其与哮喘的鉴别点如下。

（1）外周血嗜酸性粒细胞百分比超过 10%；血清 IgE 升高（大于 600U/L）。

（2）全身性血管炎不仅累及肺，还可侵犯心脏、胰腺、脾、肾脏及皮肤的小动脉和小静脉，其病理活检组织的特征是嗜酸性粒细胞浸润、肉芽肿及坏死性血管炎。

（3）胸部 X 线片可见肺叶、肺段实质性浸润或结节状密度增高影。

（4）10%～60%的患者抗中性粒细胞胞质抗体（ANCA）阳性，多为核周型 ANCA，也有胞质型 ANCA。

（十）弥漫性泛细支气管炎

弥漫性泛细支气管炎是一种主要累及呼吸性细支气管的弥漫性炎性疾病。临床表现为咳嗽、咳痰、胸闷气急；听诊双肺可闻及哮鸣音及捻发音；肺功能提示轻度限制性和重度阻塞性通气功能障碍。与哮喘的鉴别点如下。

（1）两肺较广泛的细小湿啰音或捻发音，常有杵状指和唇、甲床发绀等体征。

（2）胸部 X 线片示两肺野弥漫性小结节影或粟粒状结节影。

（3）血气分析示明显的低氧血症。

（4）肺活检病理变化主要在呼吸性细支气管。

（5）平喘药治疗效果差，红霉素治疗有效。

（十一）自发性气胸

空气进入胸膜腔即形成气胸。自发性气胸是在没有外伤或人为因素的条件下形成的气胸。突发性患侧胸痛及呼吸困难是自发性气胸的主要症状；体征有患侧的呼吸运动减弱或消失，叩诊呈鼓音、语音震颤及呼吸音减弱或消失；X 线表现为萎陷的肺脏缩向肺门，可出现胸膜线。与哮喘的鉴别点如下。

（1）无多年哮喘的反复发作史，无过敏性疾病病史及喘息史。

（2）多为单侧的呼吸音减弱，听诊无哮鸣音。

（3）胸部 X 线片出现胸膜线。

（4）胸膜腔穿刺排气后可缓解。

九、治疗

哮喘的治疗目标是达到哮喘的完全控制。虽然哮喘不能根治，但是经过长期规范治疗和管理，可以达到哮喘的"临床治愈"。

（一）确定并减少危险因素接触

通过病史、变应原检查，找到引起哮喘发作的变应原或其他非特异刺激因素，包括职业因素，应指导患者脱离变应原的接触和避免危险因素的暴露。尽管对已确诊的哮喘患者应用药物干预对控制症状和改善生活质量非常有效，但仍应尽可能避免或减少接触危险因素，以预防哮喘发病和症状加重。

（二）药物治疗

要达到哮喘的完全控制，长期规律药物治疗是非常重要的。治疗哮喘的药物可分为控制性药物和缓解性药物。①控制性药物：指需要长期使用的药物。这些药物主要通过抗炎作用使哮喘维持临床控制，其中包括吸入性糖皮质激素（ICS）、白三烯调节剂、长效 β_2 受体激动剂（LABA，不单独应用）、缓释茶碱、色苷酸钠、抗 IgE 抗体等。②缓解性药物：指按需使用的药物。这些药物通过迅速解除支气管痉挛从而缓解哮喘症状，其中包括速效吸入β₂受体激动剂、全身用糖皮质激素、吸入性抗胆碱能药物、短效茶碱类及口服β₂受体激动剂等。

1.糖皮质激素

糖皮质激素简称激素，是目前治疗哮喘最有效的药物。给药途径包括吸入、口服和静脉，吸入为首选途径。

（1）吸入给药：吸入性糖皮质激素（ICS）的局部抗炎作用强，通过吸气过程给药可使药物直接作用于呼吸道，所需剂量较小，且通过消化道和呼吸道进入血液后，药物的大部分被肝脏灭活，因此全身性不良反应较少。ICS可有效减轻哮喘症状、改善肺功能、降低气道高反应性、减少哮喘急性发作、提高生活质量、降低病死率。当使用不同的吸入装置时，可能产生不同的治疗效果。多数成年哮喘患者吸入适当剂量激素即可较好地控制哮喘。既往的观点认为过多增加ICS剂量对控制哮喘的获益较小而不良反应增加。但美国Nelson博士报道在一项纳入了403例患者的吸入性激素剂量试验中，对于那些基于清晨肺功能测试发现有哮喘加重早期证据的患者，若将吸入性糖皮质激素的剂量增加到原来的4倍，则需要口服激素的相对风险比采用小剂量吸入性激素方案不变的患者低57%。由于吸烟可以降低激素的效果，故吸烟患者须戒烟并给予较高剂量的ICS。ICS的剂量与预防哮喘严重急性发作的作用之间有非常明确的关系。所以，严重哮喘患者长期大剂量ICS是有益的。

肺外循环中内皮细胞功能失调主要与心血管疾病有关。有报道，COPD也伴随着内皮细胞功能失调，ICS可以部分或完全修复疾病状态下的正常内皮依赖的血管舒张，因此鉴定气道内皮细胞可能是气道疾病治疗的一个新的靶向治疗。ICS可能减少COPD患者非致死性和致死性心血管事件。

ICS在口咽部局部的不良反应包括声音嘶哑、咽部不适和念珠菌感染。吸药后及时用清水含漱口咽部，选用干粉吸入剂或加用储雾器可减少上述不良反应。ICS的全身不良反应的大小与药物剂量、药物的生物利用度、肝脏首过代谢率及全身吸收药物的半衰期等因素有关。已上市的 ICS 中丙酸氟替卡松和布地奈德的全身不良反应较少。目前，有证据表明，成年哮喘患者每日吸入低至中等剂量激素，不会出现明显的全身不良反应。长期高剂量 ICS 后可能出现的全身不良反应包括皮肤瘀斑、肾上腺功能抑制和骨密度降低等。已有研究证据表明 ICS 可能与白内障和青光眼的发生有关，但前瞻性研究没有证据表明与后囊下白内障的发生有明确关系。目前，没有证据表明 ICS 可以增加肺部感染（包括肺结核）的发生率，因此，伴有活动性肺结核的哮喘患者可以在抗结核治疗的同时给予 ICS 治疗。有研究显示，孕期 ICS 虽然不会引起严重的产科疾病和胎儿畸形，但可能导致后代在内分泌和代谢方面失衡，不过有待进一步的研究证实。临床上常用的 ICS 有 4 种，包括二丙酸倍氯米松、布地奈德、丙酸氟替卡松、环索奈德。一般而言，使用干粉吸入装置比普通定量气雾剂方便，吸入下呼吸道的药物量较多。

雾化溶液给药：布地奈德混悬液经以压缩空气为动力的射流装置雾化吸入，对患者吸气配合的要求不高，起效较快，适用于轻中度哮喘急性发作时的治疗。

（2）口服给药：适用于中度哮喘发作、慢性持续哮喘吸入大剂量 ICS 联合治疗无效的患者和作为静脉应用激素治疗后的序贯治疗。一般使用半衰期较短的激素（如泼尼松、泼尼松龙或甲泼尼龙等）。对于激素依赖型哮喘，可采用每日或隔日清晨顿服给药的方式，以减少外源性激素对下丘脑—垂体—肾上腺轴的抑制作用。泼尼松的维持剂量一般每日＜10mg。

长期口服激素可以引起骨质疏松症、高血压、糖尿病、下丘脑—垂体—肾上腺轴的抑制、肥胖症、白内障、青光眼、皮肤菲薄导致皮纹和瘀斑、肌无力。对于伴有结核病、寄生虫感染、骨质疏松、青光眼、糖尿病、严重抑郁或消化性溃疡的哮喘患者，全身给予激素治疗时应慎重并应密切随访。长期甚至短期全身使用激素的哮喘患者可感染致命的疱疹病毒，应引起重视。地塞米松因对下丘脑—垂体—肾上腺轴的抑制作用强，不推荐长期使用。

（3）静脉给药：严重急性哮喘发作时，应经静脉及时给予琥珀酸氢化可的松

（400～1000mg/d）或甲泼尼龙（80～160mg/d）。无激素依赖倾向者，可在短期（3～5天）内停药，有激素依赖倾向者应延长给药时间，控制哮喘症状后改为口服给药，并逐步减少激素用量。

2.β₂ 受体激动剂

通过对气道平滑肌和肥大细胞等细胞膜表面的 β₂ 受体的作用，舒张气道平滑肌、减少肥大细胞和嗜碱性粒细胞脱颗粒和递质释放、降低微血管的通透性、增加气道上皮纤毛的摆动等，缓解哮喘症状。此类药物较多，可分为短效（作用维持4～6小时）和长效（维持10～12小时）β₂ 受体激动剂。后者又可分为速效（数分钟起效）和缓慢起效（30分钟起效）两种。

（1）短效β₂ 受体激动剂：常用的药物如沙丁胺醇和特布他林等。给药途径如下。

吸入给药：可供吸入的短效β₂ 受体激动剂包括气雾剂、干粉剂和溶液等。这类药物松弛气道平滑肌作用强，通常在数分钟内起效，疗效可维持数小时，是缓解轻至中度急性哮喘症状的首选药物，也可用于运动性哮喘。如每次吸入 100～200μg 沙丁胺醇或 250～500μg 特布他林，必要时每20分钟重复1次。1小时后疗效不满意者应向医师咨询或去急诊。这类药物应按需间歇使用，不宜长期、单一使用，也不宜过量应用，否则可引起骨骼肌震颤、低钾血症、心律失常等不良反应。压力型定量手控气雾剂和干粉吸入装置吸入短效β₂ 受体激动剂不适用于重度哮喘发作；而其溶液（如沙丁胺醇、特布他林、非诺特罗及其复方制剂）经雾化泵吸入适用于轻至重度哮喘发作。

口服给药：如沙丁胺醇、特布他林、丙卡特罗片等，通常在服药后15～30分钟起效，疗效维持4～6小时。如沙丁胺醇 2～4mg，特布他林 1.25～2.5mg，每日3次；丙卡特罗 25～50μg，每日2次。使用虽较方便，但心悸、骨骼肌震颤等不良反应比吸入给药明显。缓释剂型和控释剂型的平喘作用维持时间可达8～12小时，特布他林的前体药班布特罗的作用可维持24小时，可减少用药次数，适用于夜间哮喘患者的预防和治疗。长期、单一应用β₂ 受体激动剂可造成细胞膜β₂ 受体的下调，表现为临床耐药现象，故应予避免。

注射给药：虽然平喘作用较为迅速，但因全身不良反应的发生率较高，国内较少使用。

（2）长效 β₂ 受体激动剂（LABA）：LABA 舒张支气管平滑肌的作用可维持＞12小时。目前，在我国使用的吸入型 LABA 有 2 种。沙美特罗经碟剂装置给药，给药后30 分钟起效，平喘作用维持＞12 小时。推荐剂量 50μg，每日 2 次吸入，目前我国已经没有单独吸入型沙美特罗药物。福莫特罗经吸入装置给药，给药后 3～5 分钟起效，平喘作用维持＞12 小时。平喘作用具有一定的剂量依赖性，推荐剂量每次 4.5～9μg，每日 2 次吸入，每日剂量不能＞54μg。吸入型 LABA 适用于哮喘（尤其是夜间哮喘和运动诱发哮喘）的预防和治疗。福莫特罗因起效相对较快，也可按需用于哮喘急性发作时的早期干预治疗。有研究显示相对于白种人而言，非洲人发生哮喘时使用长效 β₂ 受体激动剂的失败率更高，可能与种族差异有关。

自 20 世纪 90 年代末推荐 ICS 加 LABA 联合治疗哮喘以来，这一最经典的哮喘联合治疗一直是哮喘患者最常用而且也是最有效的治疗方法。两者联合具有协同抗炎和平喘作用，可获得相当于（或优于）双倍剂量 ICS 时的疗效，并可增加患者的依从性、减少较大剂量 ICS 引起的不良反应，尤其适合于中至重度持续哮喘患者的长期治疗。目前，常用药物有布地奈德/福莫特罗、丙酸氟替卡松/沙美特罗等。不推荐长期单独使用 LABA，有研究指出单独应用 LABA 可能加重哮喘症状，甚至导致儿童和成年患者死亡。

3.白三烯调节剂

白三烯调节剂包括半胱氨酰白三烯受体拮抗剂和 5-脂氧化酶抑制剂。除 ICS 外，是唯一可单独应用的控制性药物，可作为轻度哮喘的替代治疗药物和中重度哮喘的联合治疗用药。目前在国内应用主要是半胱氨酰白三烯受体拮抗剂，通过对气道平滑肌和其他细胞表面白三烯受体的拮抗抑制肥大细胞和嗜酸性粒细胞释放出的半胱氨酰白三烯的致喘和致炎作用，产生轻度支气管舒张和减轻变应原、运动和二氧化硫（SO_2）

诱发的支气管痉挛等作用，并具有一定程度的抗炎作用。本品可减轻哮喘症状，改善肺功能，减少哮喘的恶化。但其作用不如 ICS，也不能替代激素。作为联合治疗中的一种药物，本品可减少中至重度哮喘患者每日 ICS 的剂量，并可提高 ICS 治疗的临床疗效，联用本品与 ICS 的疗效比联用吸入 LABA 与 ICS 的疗效稍差。但本品服用方便，尤其适用于阿司匹林哮喘、运动性哮喘和伴有过敏性鼻炎哮喘患者的治疗。本品使用较为安全。

虽然有文献报道接受这类药物治疗的患者可出现许尔许斯特劳斯综合征，但其与白三烯调节剂的因果关系尚未肯定，可能与减少全身应用激素的剂量有关。5-脂氧化酶抑制剂的代表药齐留通可能引起肝脏损害，需监测肝功能，通常口服给药。白三烯受体拮抗剂孟鲁司特 10mg，每日 1 次；扎鲁司特 20mg，每日 2 次。

4.茶碱

茶碱具有舒张支气管平滑肌的作用，还有强心、利尿、扩张冠状动脉、兴奋呼吸中枢和呼吸肌等作用。有研究资料显示，低浓度茶碱具有抗炎和免疫调节作用。小剂量茶碱可提高激素的抗炎效果：在一项以 68 例吸烟的哮喘患者为研究对象的试验中，茶碱 400mg/d+倍氯米松 200μg/d，治疗 4 周，肺功能和哮喘症状的改善程度比单药治疗更明显，且差异有统计学意义。吸烟会抑制组蛋白去乙酰化酶，后者是一种可介导皮质类固醇治疗应答的酶，而使用小剂量茶碱可增加组蛋白去乙酰化酶的活性。

（1）口服给药：包括氨茶碱和控（缓）释型茶碱，用于轻至中度哮喘发作和维持治疗。一般剂量为每日 6~10mg/kg。口服控（缓）释型茶碱后昼夜血药浓度平稳，平喘作用可维持 12~24 小时，尤其适用于夜间哮喘症状的控制。联合应用茶碱、激素和抗胆碱药物具有协同作用。但本品与 β_2 受体激动剂联合应用时，易出现心率增快和心律失常，应慎用并适当减少剂量。

（2）静脉给药：氨茶碱加入葡萄糖注射液中，缓慢静脉注射，注射速度不宜超过 0.25mg/（kg·min），或静脉滴注，适用于哮喘急性发作且 24 小时内未用过茶碱类药物的患者。负荷剂量为 4~6mg/kg，维持剂量为 0.6~0.8mg/（kg·h）。由于茶碱的"治疗窗"窄，以及茶碱代谢存在较大的个体差异，可引起心律失常、血压下降，甚至死亡，在有条件的情况下应监测其血药浓度，及时调整浓度和滴速。茶碱有效、安全的血药浓度范围应在 6～15mg/L。影响茶碱代谢的因素较多，如发热性疾病、妊娠、抗结核治疗可以降低茶碱的血药浓度；而肝脏疾患、充血性心力衰竭及合用西咪替丁或喹诺酮类、大环内酯类等药物均可影响茶碱代谢而使其排泄减慢，增加茶碱的毒性作用，应引起临床医师的重视，并酌情调整剂量。多索茶碱的作用与氨茶碱相同，但不良反应较轻。双羟丙茶碱的作用较弱，口服生物利用度低，不良反应相对较少。

5.抗胆碱药物

吸入性抗胆碱药物如溴化异丙托品、溴化氧托品和泰乌托品（噻托溴铵）等，可阻断节后迷走神经传出支，通过降低迷走神经张力而舒张支气管。其舒张支气管的作用比 β_2 受体激动剂弱，起效也较慢，但长期应用不易产生耐药性，对老年人患者的疗效不低于年轻人患者。

本品有气雾剂和雾化溶液两种剂型。经 pMDI 吸入溴化异丙托品气雾剂，常用剂量为 20～40μg，每日 3～4 次，经雾化泵吸入溴化异丙托品溶液的常用剂量为 0.5mg，每日 3～4 次。噻托溴铵为长效抗胆碱药物，对 M_1 和 M_3 受体具有选择性抑制作用，仅需每日 1 次吸入给药。本品与 β_2 受体激动剂联合应用具有协同、互补作用。本品对有吸烟史的老年哮喘患者较为适宜，但对妊娠早期妇女和患有青光眼或前列腺肥大的患者应慎用。溴化异丙托品可用于一些因不能耐受 β_2 受体激动剂的哮喘患者。目前，也已有证据表明噻托溴铵对哮喘长期治疗有一定效果。

6.抗 IgE 治疗

抗 IgE 单克隆抗体是一种人源化的重组鼠抗人的抗 IgE 单克隆抗体，具有阻断游离 IgE 与 IgE 效应细胞（肥大细胞、嗜碱性粒细胞）表面受体结合的作用，但不会诱导效应细胞的脱颗粒反应。可应用于血清 IgE 水平增高的哮喘患者。目前，它主要用于经过吸入性糖皮质激素和 LABA 联合治疗后症状仍未控制的严重哮喘患者。使用方法为每 2 周皮下注射 1 次，至少 3～6 个月。多项临床研究结果表明，血清 IgE 明显增加的重度哮喘患者经抗 IgE 单克隆抗体治疗后，可以显著改善哮喘症状，减少激素用量，减少哮喘急性加重和住院率。因此，从 2006 年起 GINA 推荐将本品作为难治性哮喘的治疗方法之一。但因该药临床使用的时间尚短，其远期疗效与安全性有待进一步观察。价格昂贵也使其临床应用受到限制。

7.变应原特异性免疫疗法（SIT）

通过皮下给予常见吸入变应原提取液（如尘螨、猫毛、豚草等），可减轻哮喘症状和降低气道高反应性，适用于变应原明确但难以避免的哮喘患者。其远期疗效和安全性尚待进一步研究与评价。变应原制备的标准化也有待加强。哮喘患者应用此疗法应严格在医师指导下进行。目前，已试用舌下给药的变应原免疫疗法。SIT 应该是在严格的环境隔离和药物干预无效（包括 ICS）情况下考虑的治疗方法。现在还没有证据支持使用复合变应原进行免疫治疗的价值。

8.其他药物

（1）抗组胺药物：口服第 2 代抗组胺药物（H_1 受体拮抗剂）如酮替芬、氯雷他定、阿司咪唑、氮卓司丁、特非那丁等具有抗变态反应作用，但在哮喘治疗中的作用较弱。可用于伴有变应性鼻炎哮喘患者的治疗。这类药物的不良反应主要是嗜睡。阿司咪唑和特非那丁可引起严重的心血管不良反应，应谨慎使用。

（2）其他口服抗变态反应药物：如曲尼司特、瑞吡司特等可应用于轻至中度哮喘的治疗。其主要不良反应是嗜睡。

可能减少口服糖皮质激素剂量的药物：甲氨蝶呤和环孢素 A 可以显著减少口服激素依赖性哮喘患者口服激素的剂量。连续治疗 4~5 个月后，可使口服激素剂量平均减少 50%。这些药物具有一定的不良反应，只能在专科医师指导下使用。属于这一类的其他药物包括静脉注射免疫球蛋白（特别是对儿童哮喘患者）、氨苯砜、秋水仙碱等，由于尚无高级别循证医学研究证据，上述药物的疗效和安全性尚不明确，不宜常规使用。此外，小剂量大环内酯类抗生素（克拉霉素等）口服也有助于难治性哮喘的治疗，可减轻以中性粒细胞为主的气道炎症，降低气道高反应性。上述治疗方法还有待于大样本临床 RCT 研究。

质子泵抑制剂：在哮喘患者中胃食管反流病很常见，但在哮喘患者中应用质子泵抑制剂的结果有争议。在合并有胃食管反流病的哮喘患者中，使用艾美拉唑 40mg，每日 1 次或每日 2 次进行随机、双盲和空白对照的研究，结果显示艾美拉唑可能改善肺功能和哮喘相关的生活质量，但是这种改善是轻度的，临床意义较少。该结果明确提示，隐匿性或症状轻微的胃食管反流病可能不是导致哮喘控制不良的原因。

维生素 D：在哮喘患者中，维生素 D 水平与肺功能受损、气道反应性增加及糖皮质激素的反应性较少有关，提示补充哮喘患者的维生素 D 水平可能改善哮喘的严重程度的多种参数和治疗反应性。在治疗抵抗性的哮喘儿童中低的维生素 D 水平与气道平滑肌层增厚、恶化哮喘控制和肺功能有关，维生素 D 与气道结构和气道功能的相关性提示在治疗抵抗性哮喘儿童中，补充维生素 D 可能有效。哮喘是否需要补充维生素 D 还有待临床试验的结果。先前的研究已经证实，孕期母体的维生素 D 水平与婴幼儿时期的哮喘症状成负相关。现在一项纳入了 616 例年龄稍大、6～14 岁哮喘患儿的试验表明，28%的患儿血清维生素 D 水平偏低≤30ng/mL。而且，血清维生素 D 水平与前一年因哮喘而入院的次数、支气管对乙酰甲胆碱的反应性、总 IgE 和外周血嗜酸性粒细胞计数成负相关。

9.新的治疗药物和方法

（1）新型的 ICS 与 ICS/LABA 复合制剂。

1）环索奈德：该药为前体药，吸入肺内后在酯酶的作用下生成有活性的去异丁酰基环索奈德，其活性是前体药的 100 倍。环索奈德气雾剂的颗粒小，可以到达远端细支气管，甚至肺泡，在肺内的沉降率＞50%，可以每日 1 次使用。该药吸入肺部后很快被代谢清除，全身性不良反应少。2006 年 GINA 推荐使用的环索奈德剂量低于布地奈德和丙酸氟替卡松。

2）ICS/LABA 复合制剂：这类复合制剂有环索奈德/福莫特罗、氟替卡松/福莫特罗、糠酸莫米松/福莫特罗和糠酸莫米松/茚达特罗等，每日 1 次的 ICS/LABA 复合制剂也在研发过程中。

（2）生物制剂。

1）抗IL-5治疗：IL-5是促进嗜酸性粒细胞增多、在肺内聚集和活化的重要细胞因子。抗IL-5单抗治疗哮喘，可以减少患者体内嗜酸性粒细胞浸润，减少哮喘急性加重和改善患者生命质量，对于高嗜酸性粒细胞血症的哮喘患者效果好。一项随机空白对照的临床研究结果显示，与空白对照组进行比较，接受Reslizumab治疗的患者痰中的嗜酸性粒细胞明显下降，气道功能改善，哮喘也得到较好的控制，该药的耐受性较好。

2）抗肿瘤坏死因子-α治疗：哮喘患者体内TNF-α水平升高，TNF-α与哮喘发病机制有关，抗TNF-α单抗能特异性与TNF-α结合，从而阻断TNF-α的作用。研究结果显示，抗TNF-α单抗治疗哮喘的疗效与风险各家报道不一，尤其是该药的不良反应较大，如严重感染和肿瘤的发生，甚至有死亡的个案报道。一项随机、双盲、空白对照的II期临床研究提示，虽然依那西普有较好的治疗耐受性，但是在中重度的持续性哮喘患者中进行为期12周的治疗，该药并未显示出临床有效性。还需要在特殊的哮喘患者亚群中进行长期的随访以全面评估该药在哮喘特殊亚群中的临床效果。该药还需要扩大样本量作进一步的临床研究，以确定其疗效与安全性。

3）其他生物制剂：目前有多个生物制剂处于II期或III期的临床研究阶段，如针对细胞因子的抗IL-4单抗、抗IL-9单抗、抗1L-13单抗及炎症递质抑制剂等。一项随机、对照的II期临床研究显示，IL-4Rα拮抗剂AMG317并未在所有的哮喘患者群中显示出临床有效性，而在高的基础ACQ评分的患者中可以观察到较多的获益，且显示出良好的安全性和耐受性。

（3）支气管热成形术：平滑肌增生肥大是哮喘气道重塑的重要组成部分之一。支气管热成形术是经支气管镜射频消融气道平滑肌治疗哮喘的技术。通过支气管热形成术可以减少哮喘患者的支气管平滑肌数量，降低支气管收缩能力和降低气道高反应性。国外报道支气管热形成术的近期疗效较好，但远期疗效还需要更大样本量的临床研究，国内还没有相关研究。有随机对照临床研究提示，在严重哮喘患者中，支气管热成形术并未显示出气道高反应性的降低和 FEV_1 的改变，但是生活质量有所改善，急性发作的次数、急诊抢救和误学或误工的时间均有所下降。对于这一侵入性治疗尚不能做出最终定论。鉴于明显的短期致病率，应该继续开展随访时间更长的研究以进一步了解这种治疗的长期效益。

（三）急性发作期的治疗

哮喘急性发作的治疗取决于发作的严重程度及对治疗的反应。治疗的目的在于尽快缓解症状、解除气流受限和低氧血症，同时还需要制订长期治疗方案以预防再次急性发作。

对于具有哮喘相关死亡高危因素的患者，需要给予高度重视，这些患者应当尽早到医疗机构就诊。高危患者包括：①曾经有过气管插管和机械通气的濒于致死性哮喘的病史；②在过去 1 年中因为哮喘而住院或看急诊；③正在使用或最近刚刚停用口服激素；④目前未使用 ICS；⑤过分依赖速效 β_2 受体激动剂，特别是每月使用沙丁胺醇（或等效药物）超过 1 支的患者；⑥有心理疾病或社会心理问题，包括使用镇静剂；⑦有对哮喘治疗计划不依从的历史。

轻度和部分中度急性发作可以在家庭中或社区中治疗。家庭或社区中的治疗措施主要为重复吸入速效 β_2 受体激动剂，在第 1 小时每 20 分钟吸入 1～2 喷。随后根据治疗反应，轻度急性发作可调整为每 3～4 小时 1～2 喷。如果对吸入性 β_2 受体激动剂反应良好（呼吸困难显著缓解），PEF＞预计值或个人最佳值 80%，且疗效维持 3～4 小时，通常不需要使用其他的药物。如果治疗反应不完全，尤其是在控制性治疗的基础上发生的急性发作，应尽早口服激素（泼尼松龙 0.5mg/kg 或等效剂量的其他激素），必要时到医院就诊。

部分中度和所有重度急性发作患者均应到急诊室或医院治疗。除氧疗外，应重复使用速效 β_2 受体激动剂，可通过压力定量气雾剂的储雾器给药，也可通过射流雾化装置给药。推荐在初始治疗第 1 小时每 20 分钟雾化给药 1 次，随后根据需要间断给药

（每 4 小时 1 次）。目前尚无证据支持常规静脉使用 β₂ 受体激动剂。联合使用 β₂ 受体激动剂和抗胆碱能制剂（如异丙托溴铵）能够取得更好的支气管舒张作用。茶碱的支气管舒张作用弱于短效 β₂ 受体激动剂（SABA）不良反应较大，应谨慎使用。对规则服用茶碱缓释制剂的患者，静脉使用茶碱应尽可能监测茶碱血药浓度。中重度哮喘急性发作应尽早使用全身激素，特别是对速效 β₂ 受体激动剂初始治疗反应不完全或疗效不能维持，以及在口服激素基础上仍然出现急性发作的患者。口服激素与静脉给药疗效相当，不良反应少。推荐用法：泼尼松龙 30～50mg 或等效的其他激素，每日单次给药。严重的急性发作或口服激素不能耐受时，可采用静脉注射或静脉滴注，如甲泼尼龙 80～160mg，或氢化可的松 400～1000mg 分次给药。地塞米松因半衰期较长，对肾上腺皮质功能抑制作用较强，一般不推荐使用。静脉给药和口服给药的序贯疗法有可能减少激素用量和不良反应，如静脉使用激素 2～3 天，继之以口服激素 3～5 天。不推荐常规使用镁制剂，可用于重度急性发作（FEV，25%～30%）或对初始治疗反应不良者。

重度和危重度哮喘急性发作经过上述药物治疗，临床症状和肺功能无改善甚至继续恶化，应及时给予机械通气治疗，指征主要包括：意识改变、呼吸肌疲劳、PaCO₂≥5.99kPa 等。哮喘急性发作机械通气需要较高的吸气压，可使用适当水平的呼气末正压通气（PEEP）治疗。如果需要过高的气道峰压和平台压才能维持正常通气容积，可试用允许性高碳酸血症通气策略以减少呼吸机相关的肺损伤。

初始治疗症状显著改善，PEF 或 FEV，恢复到占预计值或个人最佳值的 60% 以上者可回家继续治疗。治疗前 PEF 或 FEV，<25% 或治疗后 <40% 者应入院治疗。在出院时或近期的随访时，应当为患者制订一个详细的行动计划，审核患者是否正确使用药物、吸入装置和峰流速仪，找到急性发作的诱因并制订避免接触的措施，调整控制性治疗方案。严重的哮喘急性发作意味着哮喘管理的失败，对这些患者应当给予密切监护、长期随访，并进行长期有关哮喘防治教育。

大多数哮喘急性发作并非由细菌感染引起，应严格控制抗生素的使用指征，除非有细菌感染的证据，或属于重度或危重哮喘急性发作。

（四）慢性持续期的治疗

哮喘的治疗应以患者的病情严重程度为基础，根据其控制水平选择适当的治疗方案。哮喘药物的选择既要考虑药物的疗效及其安全性，也要考虑患者的实际状况，如经济收入和当地的医疗资源等。要为每个初诊患者制订哮喘治疗计划，定期随访、监测。改善患者的依从性，并根据患者病情变化及时修订治疗方案。哮喘患者长期治疗方案分为 5 级。

对以往未经规范治疗的初诊轻症哮喘患者可选择第 2 级治疗方案，如哮喘患者症状明显，应直接选择第 3 级治疗方案。从第 2 级到第 5 级的治疗方案中都有不同的哮喘控制药物可供选择。而在每一级中都应按需使用缓解药物，以迅速缓解哮喘症状。

如果使用该级治疗方案不能够使哮喘得到控制，治疗方案应升级直至达到哮喘控制为止。当达到哮喘控制并维持至少 3 个月后，治疗方案可考虑降级。GINA 和我国哮喘防治指南的建议减量方案如下：①单独使用中至高剂量 ICS 的患者，将 ICS 剂量减少 50%；②单独使用低剂量激素的患者，可改为每日 1 次用药；③联合 ICS 和 LABA 的患者，将 ICS 剂量减少约 50%，仍继续使用 LABA 联合治疗。当达到低剂量联合治疗时，可选择改为每日 1 次联合用药或停用 LABA，单用 ICS 治疗。若患者使用最低剂量控制药物达到哮喘控制 1 年，并且哮喘症状不再发作，可考虑停用药物治疗。上述减量方案尚待进一步验证。

通常情况下，患者在初诊后 2～4 周回访，以后每 1～3 个月随访 1 次。出现哮喘发作时应及时就诊，哮喘发作后 2 周～1 个月内进行回访。

对于贫困地区或低经济收入的哮喘患者，视其病情严重度不同，长期控制哮喘的药物也可推荐使用：①吸入低剂量激素；②口服缓释茶碱；③ICS 联合口服缓释茶碱；④口服激素和缓释茶碱。这些治疗方案的疗效与安全性需要进一步临床研究，尤其是要监测长期口服激素可能引起的全身不良反应。

（五）哮喘合并症的治疗

哮喘尤其是难治性哮喘常存在多种合并症，包括肥胖、胃食管反流病、焦虑及抑郁、食物过敏、鼻炎、鼻旁窦炎及鼻息肉。合并有肥胖的哮喘更难治疗，可能与不同类型的气道炎症（有别于典型哮喘的嗜酸性粒细胞气道炎症）易并发阻塞性睡眠呼吸暂停低通气综合征及胃食管反流病有关。治疗上仍以吸入激素治疗为主，减肥锻炼甚至减肥手术可改善哮喘控制。胃食管反流病（GERD）常见胃灼热、上腹痛或胸痛症状，对于合并明显的胃食管反流症状的哮喘患者，可予以质子泵抑制剂、胃动力剂治疗。焦虑及抑郁会增加哮喘急性发作，药物及认知—行为疗法可改善哮喘控制。哮喘合并食物过敏的患者常表现为致敏性哮喘发作，该类患者需常备肾上腺素自动注射装置，并注意避免进食过敏的食物。经鼻吸入激素治疗合并过敏性鼻炎、鼻旁窦炎的哮喘患者，可显著降低哮喘住院率。

（六）哮喘合并妊娠的治疗

无论是原有哮喘合并妊娠，还是妊娠期出现哮喘，妊娠对哮喘以及哮喘对孕妇和胎儿均有一定程度的相互影响。妊娠期哮喘的发生率为1%～4%，哮喘患者在妊娠期约1/3病情加重、1/3减轻、1/3病情无变化。哮喘反复发作对妊娠可产生不良影响，它对胎儿可致早产、胎儿发育不良、过期产、低体重等，对孕妇可引起先兆子痫、妊娠高血压、难产等，严重者对母亲和婴儿的生命构成威胁。因此，受孕时和整个妊娠期哮喘控制良好对确保母婴安全至关重要。由于胎儿发生先天性畸形危险性最大的时期，是受孕后7周或停经后9周内，因此哮喘未控制好的妇女，应接受以吸入ICS为主的规范治疗，使哮喘达到临床控制后才受孕，产前咨询非常重要。

为了达到哮喘控制目标，妊娠期间哮喘患者可以继续原来吸入的ICS（推荐布地奈德定量气雾剂或干粉剂），以控制症状的最小剂量维持。若出现哮喘症状但没有进行规范化治疗，应给予规则吸入ICS。出现急性发作时应及时吸入速效β_2激动剂以尽快控制症状，同时吸氧，必要时短期加用全身激素。在适当的监测下使用茶碱、ICS、速效β_2激动剂及白三烯调节剂（特别是孟鲁斯特）不会增加胎儿异常的发生率。妊娠期慎用的药物包括吸入长效 β_2 激动剂、肾上腺素、色甘酸钠等。在妊娠或计划受孕期间，不主张开始变应原特异性免疫治疗，如妊娠前已经接受治疗并耐受良好，则不必中断治疗。分娩期哮喘发作较少，对平时规则使用激素或妊娠期经常使用激素者，为了应急和防止哮喘发作，可以补充全身激素。与药物产生的不良反应相比，哮喘急性发作造成的缺氧带来的危害更大。因此，在严密的观察和有效的治疗下，哮喘患者生育的风险并不比正常孕妇高。如果哮喘得到良好的控制，不会增加围生期及分娩的危险，也不会对胎儿产生不良后果。

（七）哮喘健康教育与管理

哮喘患者的健康教育与管理是提高疗效，减少复发，提高患者生活质量的重要措施。哮喘管理的目标是：①达到并维持症状的控制；②维持正常活动，包括运动能力；③维持肺功能水平尽量接近正常；④预防哮喘急性加重；⑤避免因哮喘药物治疗导致的不良反应；⑥预防哮喘导致的死亡。

教育患者建立医患之间的合作关系，是实现有效的哮喘管理的首要措施。患者健康教育的目标是增加理解、增强技能、增加满意度、增强自信心、增加依从性和提升自我管理能力，增进健康，减少卫生保健资源使用。健康教育内容包括：①通过长期规范治疗能够有效控制哮喘；②避免触发、诱发因素的方法；③哮喘的本质、发病机制；④哮喘长期治疗方法；⑤药物吸入装置及使用方法；⑥自我监测，如何测定、记录、解释哮喘日记内容，症状评分、应用药物、PEF，哮喘控制测试（ACT）变化；⑦哮喘先兆、哮喘发作征象和相应自我处理方法，如何、何时就医；⑧哮喘防治药物知识；⑨如何根据自我监测结果，判定控制水平、选择治疗；⑩心理因素在哮喘发病中的作用。哮喘教育是一个长期、持续的过程。

第三节 慢性胃炎

慢性胃炎是由各种病因引起的胃黏膜慢性炎症。慢性胃炎的分类方法很多，我国

2006 年达成的中国慢性胃炎共识意见中采纳了国际上新悉尼系统的分类方法，根据病理组织学改变和病变在胃的分布部位，结合可能病因，将慢性胃炎分为非萎缩性（以往称浅表性）、萎缩性和特殊类型胃炎三大类。慢性萎缩性胃炎又可分为多灶萎缩性胃炎和自身免疫性胃炎两大类。特殊类型胃炎种类很多，由不同病因所致，临床上较少见。自身免疫性胃炎在北欧多见，在我国仅有少数报道。由幽门螺杆菌（Hp）引起的慢性胃炎流行情况则因不同国家、不同地区幽门螺杆菌感染的流行情况而异。幽门螺杆菌感染呈世界范围分布，一般幽门螺杆菌感染率发展中国家高于发达国家，感染率随年龄增加而升高，男女性差异不大。我国属幽门螺杆菌高感染率国家，估计人群中幽门螺杆菌感染率在 40%～70%。人是目前唯一被确认的幽门螺杆菌传染源。一般认为通过人与人之间密切接触的口—口或粪—口传播是幽门螺杆菌的主要传播途径。流行病学研究资料显示，经济落后、居住环境差及不良卫生习惯与幽门螺杆菌感染率成正相关。因为幽门螺杆菌感染几乎无例外地引起胃黏膜炎症，感染后机体一般难以将其清除而变成慢性感染，因此人群中幽门螺杆菌感染引起的慢性胃炎患病率与该人群幽门螺杆菌的感染率是平行的。但由幽门螺杆菌感染发展而来的慢性多灶萎缩性胃炎的患病率则并不一定与人群的幽门螺杆菌感染率平行，而往往与当地的胃癌患病率呈平行关系。

一、病因

（一）Hp 感染

Hp 感染是慢性胃炎最主要的原因。

（二）饮食和环境因素

进食过冷、过热及粗糙、刺激性食物等不良饮食习惯。

（三）自身免疫因素

自身免疫性胃炎在北欧多见，我国少有报道。

（四）其他因素

胆汁反流、抗血小板药物、非甾体抗炎药（NSAID）等药物、酒精等外在因素也是慢性胃炎相对常见的病因。其他感染性、嗜酸性粒细胞性、淋巴细胞性、肉芽肿性胃炎和其他自身免疫性疾病累及所致的胃炎比较少见。

二、临床表现

由幽门螺杆菌引起的慢性胃炎多数无症状；有症状者表现为非特异性的消化不良，如上腹痛或不适、上腹胀、早饱等。此外，也可出现食欲缺乏、嗳气、泛酸、恶心等，这些症状的有无及严重程度与慢性胃炎的内镜所见及组织病理学改变并无肯定的相关性。胃黏膜有糜烂者可伴有上消化道出血；自身免疫性胃炎患者可伴有贫血，在典型恶性贫血时，除贫血外还可伴有维生素 B_{12} 缺乏的其他临床表现。

三、辅助检查

（一）内镜检查

1.慢性非萎缩性胃炎

内镜可见黏膜红斑（点状、片状和条状），黏膜粗糙不平、出血点（斑），黏膜水肿、渗出等基本表现。胃镜下黏膜可有以下各种表现的一种或数种。

（1）充血：颜色发红，呈片状、线状或呈点状。

（2）水肿：颜色发白，反光增强，胃黏膜呈"水浸样"改变。如黏膜既有充血又有水肿，水肿区淡红色黏膜与充血区深红色黏膜互相混杂，即所谓的红白相间或花斑样改变。

（3）脆弱：指轻微触碰即发生出血点。

（4）渗出：指黏膜上有病理黏液渗出，常紧紧黏附于黏膜上，用水不易将其冲掉。黏稠性黏液必须与吞咽的唾液、十二指肠液相鉴别，后者与黏膜结合松散，有时浮动，用水易将其冲掉。

（5）糜烂：指黏膜上皮完整性受损，可大可小，大的成片，小的可如针尖，糜烂可分为两型，平坦型糜烂面基本上与黏膜相平，隆起型指在黏膜上出现丘状隆起。

（6）黏膜下出血点：是由黏膜下的小血管出血引起，呈斑点状，类似皮疹，也可呈片状，可以根据出血点的分布分级，出血点散在分布小于 10 个为轻度，大于 10 个为中度，大片为重度。

（7）皱襞增生：指皱襞隆起、肥厚，注气后皱襞不能展平，根据其增厚的程度分为 3 度：宽度 5mm 为轻度，5～10mm 为中度，大于 10mm 为重度。

（8）肠上皮化生：黏膜呈局灶性扁平隆起，灰白色，近看表面粗糙呈绒毛状。用 0.5%亚甲蓝直视下喷洒，1～2 分钟后用水清洗，因肠上皮有吸收功能染为蓝色，可有助于诊断。

2.慢性萎缩性胃炎

萎缩性胃炎又分为单纯萎缩性胃炎和萎缩性胃炎伴增生，主要有以下表现。

（1）皱襞萎缩：主要表现在胃体部，根据萎缩程度可分为 3 度：皱襞变细为轻度、皱襞消失为重度、介于两者之间为中度。

（2）血管显露：正常胃黏膜只在胃底及胃体上部可以看到血管，其他部位看不到血管，萎缩性胃炎因黏膜变薄，少量注气时可见黏膜下血管显露，早期黏膜下血管呈红色细网状分布，黏膜萎缩明显时表现为黏膜下层静脉丛，呈蓝色或灰蓝色树枝状分布。

（3）胃黏膜色彩变化：是萎缩性胃炎重要内镜表现，镜下表现为橘红色中混有不同程度的灰色，使黏膜色泽变淡，呈灰黄色、灰白色，或弥漫性，或局限性。

单纯萎缩性胃炎主要表现为黏膜红白相间，以白为主，皱襞变平，甚至消失，血管显露或透见；萎缩性胃炎伴增生主要表现为黏膜呈颗粒或结节状。

萎缩性胃炎有癌变的可能性，故主张对萎缩性胃炎进行定期胃镜检查，每年做 1 次胃镜；如发现中度或重度异型增生，则缩短观察期限为半年，可用镜下喷洒 0.5%亚甲蓝法染色以帮助诊断。

3.特殊类型胃炎

特殊类型胃的分类与病因和病理有关，包括化学性、放射性、淋巴细胞性、肉芽肿性、嗜酸细胞性及其他感染性疾病等。

巨大肥厚性胃炎又称为梅内特里耶病，镜下见黏膜水肿、皱襞异常巨大，呈结节状或脑回状，大量充气不能展平，皱襞间有大量的胶冻状黏液，可伴有多发性糜烂，但较少有深溃疡。病变常为弥漫性，也可呈局限性。

（二）病理组织学检查

对慢性胃炎的诊断至关重要，应根据病变情况和需要进行活检。

临床实践时可取2~3块，分别在胃窦、胃角和胃体部位活检。病理切片的观察内容有5种组织学变化和4个分级，5种组织学变化即Hp感染、慢性炎症反应（淋巴细胞、浆细胞和单核细胞浸润）、活动性（中性粒细胞浸润）、萎缩（固有腺体减少）及肠上皮化生，4个分级为无、轻度、中度和重度4级（0、+、++、+++）。临床医师可结合病理结果和内镜所见做出病变范围与程度的判断。

（三）实验室检查

（1）Hp检测：慢性胃炎患者建议常规检测。常用的Hp检测方法分为侵入性和非侵入性方法。侵入性方法需要通过胃镜获取胃黏膜标本进行检测，主要包括快速尿素酶试验、胃黏膜组织切片染色镜检及Hp培养等。非侵入性方法以 ^{13}C 或 ^{14}C 尿素呼气试验为首选，是评估根除治疗后结果的最佳方法，目前已广泛应用，但需避免抗生素、铋剂、抑酸药物的干扰。单克隆粪便抗原试验可作为备选；血清学试验只用于特殊情况，如流行病学调查、消化性溃疡出血、胃黏膜相关淋巴组织严重的胃黏膜萎缩。

（2）胃蛋白酶原（PG）I、II及胃泌素-17（G-17）检测，有助于慢性萎缩性胃炎的诊断。PGI、PGI/PGII比值降低，血清G-17水平升高，提示胃体萎缩为主；若PGI及PGI/PGII比值正常，血清G-17水平降低，提示胃窦萎缩为主；全胃萎缩者，PG及G-17均降低。

（3）血清抗壁细胞抗体、抗内因子抗体及维生素 B_{12} 水平测定有助于诊断自身免疫性胃炎。

四、诊断及鉴别诊断

（一）诊断

鉴于多数慢性胃炎患者无任何症状，或即使有症状也缺乏特异性，且缺乏特异性体征，因此根据症状和体征难以做出慢性胃炎的准诊断，慢性胃炎的确诊主要依赖内镜检查、胃黏膜活检、组织学检查，尤其是后者的诊断价值更大。

按照悉尼胃炎标准要求，完整的诊断应包括病因、部位和形态学 3 个方面。

对于自身免疫胃炎的诊断，要予以足够的重视。因为胃体活检者甚少，或者很少开展 PCA 和 IFA 的检测，诊断该病者很少。因此，如果遇到以全身衰弱和贫血为主要表现，而上消化道症状不明显者，应做血清胃泌素测定和（或）胃液分析，异常者进一步做维生素 B_{12} 吸收试验，血清维生素 B_{12} 浓度测定可获确诊。注意不能仅凭活检组织学诊断本病，特别是标本数少时，这是因为 Hp 感染性胃炎后期，胃窦肠上皮化生，Hp 上移，胃体炎症变得显著，可与自身免疫性胃炎表现相重叠，但后者胃窦黏膜的变化很轻微。另外，淋巴细胞性胃炎也可出现类似情况，而其并无泌酸腺萎缩。

（二）鉴别诊断

慢性胃炎患者可出现上腹部不适、疼痛、反酸、腹胀等消化不良症状，需要与消化性溃疡、胃癌、慢性胆囊炎、胆结石以及肝、胰腺疾病相鉴别。消化性溃疡常表现为上腹部疼痛，具有周期性、节律性的特点，常伴反酸；胃癌早期往往无明显症状，进展期可出现上腹部痛、呕吐、黑便，甚至呕血；胆囊结石患者常于餐后、夜间发生右上腹痛，涉及背部，呈发作性。

胃镜、肝胆胰超声、腹部 CT 或磁共振、血液生化检查、肿瘤标志物等有助于诊断和鉴别；对于出现纳差、体重减轻、贫血、呕血或黑便、黄疸等报警征象，尤其是45 岁以上、新近出现症状，或症状加重者应及时进行上述检查。

五、治疗

治疗的目标是去除病因，缓解症状，改善胃黏膜组织学，提高生命质量，预防复发和并发症。

（一）生活方式干预

宜清淡饮食，避免刺激、粗糙食物，避免过多饮用咖啡、大量饮酒和长期吸烟。对于需要服用抗血小板药物、NSAID 的患者，是否停药应权衡获益和风险，酌情选择。

（二）药物治疗

应根据患者的病因、类型及临床表现进行个体化治疗，增加黏膜防御能力，促进损伤黏膜愈合是治疗基础。

1.对因治疗

（1）Hp 阳性慢性胃炎：根除 Hp 有利于胃黏膜的修复，显著改善胃黏膜炎性反应，阻止或延缓胃黏膜萎缩、肠上皮化生的发生和发展，甚至有可能部分逆转萎缩。目前，推荐根除治疗方案为铋剂四联方案：质子泵抑制剂（PPI）+铋剂+2 种抗生素，疗程为 10 天或 14 天，停药 1 个月后复查。需要注意的是，Hp 对克拉霉素、甲硝唑和左氧氟沙星的耐药率（包括多重耐药率）高，而对阿莫西林、四环素和呋喃唑酮的耐药率仍很低。我国多数地区为抗生素高耐药地区，推荐经验性铋剂四联治疗方案疗程为 14 天，除非当地的研究证实 10 天治疗有效（根除率＞90%）。

（2）伴胆汁反流的慢性胃炎：可应用促动力药和（或）有结合胆酸作用的胃黏膜保护剂。促动力药物如多潘立酮（每次 10mg、每日 3 次）、莫沙比利（每次 5mg、每日 3 次）等；铝碳酸镁（每次 1g、每日 3～4 次）可以结合胆汁酸，增强胃黏膜屏障，减轻或消除胆汁反流所致的胃黏膜损伤。熊去氧胆酸可以降低胆汁内其他的胆汁酸，缓解胆汁酸对细胞的毒性，对胃黏膜起保护作用。

（3）药物相关性慢性胃炎：首先根据患者使用药物的治疗目的评估患者是否可停相关药物；对于必须长期服用的患者应进行 Hp 检测，阳性者应进行 Hp 根除治疗，并根据病情或症状严重程度加强抑酸和胃黏膜保护治疗。PPI 是预防和治疗 NSAID 相关消化道损伤的首选药物，优于 H_2 受体抑制剂（H_2RA）和胃黏膜保护剂。常用的 PPI 有奥美拉唑、兰索拉唑、泮托拉唑、艾司奥美拉唑、雷贝拉唑、艾普拉唑等。应避免长期服用，并注意 PPI 的不良反应。

2.对症治疗

（1）以上腹部灼热感或上腹痛为主要症状者，可根据病情或症状严重程度选用 PPI 或 H_2RA、抗酸剂、胃黏膜保护剂。胃黏膜保护剂是慢性胃炎治疗的基础，如硫糖铝、铝碳酸镁、替普瑞酮、瑞巴派特片等。

（2）以上腹饱胀、嗳气、早饱、恶心等为主要表现时，可选择促动力药物如莫沙必利、伊托必利等。与进食相关的中上腹部饱胀、纳差等可应用消化酶，如米曲菌胰酶片、复方阿嗪米特肠溶片、复方消化酶等。消化酶联合促动力药效果更为明显。

（3）伴焦虑、抑郁等精神心理因素、常规治疗无效和疗效差的患者可给予抗抑郁药物或抗焦虑药物。如焦虑抑郁症状比较明显，应建议患者就诊精神卫生专科。

3.中医药及其他治疗

中医治疗胃炎有一定的效果，但需辨证施治，目前缺乏高质量的临床研究证据；针灸治疗对慢性胃炎的症状改善有作用，用温灸配合艾灸，可有效缓解慢性胃炎脾胃虚寒证患者的症状，适用于基层临床工作者。

第三章 外科疾病

第一节 肝外伤

一、病因

肝是腹部损伤时较常见的器官，根据深部组织是否与外界相通可将肝外伤分为闭合性和开放性两种类型。

二、临床表现

肝外伤患者的临床表现与损伤的类型、机制及损伤的严重程度相关，临床表现有较大差异，主要是腹腔内出血和血液、胆汁引起的腹膜刺激症状。开放性损伤可有腹壁伤口，闭合性损伤有时可见到腹壁软组织挫伤、腹壁表皮擦伤和皮下淤血。当合并其他脏器损伤或多发损伤时，临床表现更为复杂。

（一）肝表浅裂伤

出血和胆汁外渗量少，且多在短期内自行停止，腹部体征较轻，一般仅有右上腹痛，腹痛范围随时间推移逐渐减轻。

（二）肝被膜下血肿或肝内血肿

损伤轻时临床表现不典型，仅有肝区疼痛或右上腹胀痛、压痛、肝区叩击痛，可扪及有触痛的肝。血肿如没有破裂，则一般没有失血性休克表现，也没有明显的腹膜刺激征；如血肿继发感染可有畏寒、发热等肝脓肿的表现；若出血继续，血肿逐渐增大，可表现为慢性进行性贫血，血肿张力增大可导致迟发性破裂，在距伤后数小时、数天或更长时间，出现迟发性破裂，表现为急性腹痛和内出血的症状和体征；如血肿和胆道相通，可出现胆道出血症状，表现为周期性上腹部绞痛、呕血、便血和黄疸。

（三）中央型肝挫裂伤或肝贯通伤

可因腹腔内出血而出现休克的症状和体征，表现为患者面色苍白、四肢冰冷、脉搏细速、血压下降。如合并胆管损伤，血液和胆汁刺激腹膜，表现为腹部压痛、反跳痛和腹肌紧张等腹膜刺激征。胆汁刺激膈肌可出现呃逆及肩背部放射痛。所有的症状和体征随时间推移可加重。

（四）肝严重碎裂伤或合并肝门区大血管、下腔静脉破裂伤

可发生大出血，外伤后立即发生休克和意识不清，腹部逐渐膨隆，脉搏细速，患者常因失血过多、不能及时抢救而死亡。

（五）肝挫裂伤

肝挫裂伤者有合并伤的约占65%，而穿通伤中仅占59%。合并伤中最常见的是合并右下胸的肋骨骨折和血气胸，此外，还可合并脾破裂，肾挫伤，胰腺挫伤，胃、十二指肠损伤，横膈破裂，腰椎损伤，四肢骨折和颅脑损伤等。患者可伴有腹部其他器官或身体其他部位损伤的表现，甚至神志改变，掩盖肝外伤的临床表现，造成诊治的延误。

三、辅助检查

（一）实验室检查

血常规、尿常规、血生化检查、血气分析等检查都是必要的，尤其是红细胞、血红蛋白和血细胞比容，动态观察其变化，如有进行性下降，提示有内出血。

（二）腹部 X 线检查

如有被膜下血肿或肝内血肿，可见肝脏阴影扩大和膈肌抬高。如同时发现膈下游离气体，提示合并空腔脏器损伤。

（三）诊断性穿刺或诊断性腹腔灌洗

诊断性穿刺如能抽出不凝固血液即为阳性。诊断性腹腔灌洗虽对腹腔内出血更为敏感，能显著提高对腹腔内损伤的诊断率，但是会干扰随后 CT 扫描结果的分析，已

经很大程度上被超声和 CT 检查取代。

（四）超声检查

超声可见到肝损伤时肝被膜的连续性中断，肝被膜下血肿和中央型血肿、肝裂伤的深度和腹腔内积液、积血等。能快速、可靠、重复检查、动态观察伤情变化。腹部超声对肝损伤的敏感度为 81.5%，探测腹腔内损伤出血的特异度高达 99.7%。超声分辨率不如 CT，且超声漏诊约 5% 的腹腔内损伤。

（五）CT 检查

增强 CT 检查对肝损伤的诊断具有确定性作用，对腹腔内实质性脏器损伤和腹腔内出血能提供更准确的依据，能准确显示肝损伤的部位和范围、性质和程度、腹水的量、活动性出血情况、合并血管的损伤，可据此做出肝损伤的分级，同时诊断复合伤的存在，并且可根据需要重复检查，是筛选患者进行手术，或者严密观察和血管造影栓塞的重要依据。病情危重不宜过多搬动者不可勉强行 CT 检查。

（六）其他检查

在生命体征稳定和医疗条件允许的情况下，可行选择性肝动脉造影、下腔静脉或肝静脉造影等检查，可以更全面了解肝外伤的情况，如肝实质挫伤、肝动脉破裂出血、假性动脉瘤、评估损伤肝的组织血供等，有时比手术探查能发现更全面的资料。

四、诊断与鉴别诊断

（一）诊断

开放性损伤有胸、腹、背部伤口，根据伤情容易诊断。应该注意到胸部穿通伤可能贯通膈肌引起肝损伤。右下胸、上腹部遭受钝性伤，特别是右下胸部肋骨骨折时，应密切观察有无肝破裂征象，如果有明显的腹腔内出血和腹膜刺激征，腹腔内抽出不凝血，诊断不困难。如果症状和体征不明显，特别是多发严重伤时，腹部情况容易被忽略，应结合超声或 CT 检查的结果做出诊断，有条件时也可行腹腔镜探查。血流动力学不稳定的患者，可行床边超声检查，能快速判断是否有腹腔内出血；对于血流动力学稳定者，采用多排 CT 增强扫描检查，联合超声检查诊断价值更高。对血流动力学不稳定患者，可予以急诊开腹探查，明确诊断创伤严重程度。肝外伤伤情的初步评估和处理至关重要。目前，临床上对肝外伤伤情分级方法较多，临床上比较常用的有美国创伤外科学会（AAST）1989 年提出，1994 年修改的肝外伤分级标准。

国内黄志强提出对肝外伤采用 3 级分法：Ⅰ级，肝裂伤深度<3cm；Ⅱ级，合并肝动脉、门静脉、肝胆管的 2～3 级分支损伤；Ⅲ级，肝损伤累及肝动脉、门静脉、胆总管或其一级分支。

（二）鉴别诊断

1.其他腹腔脏器损伤

可与脾破裂、胰腺损伤、胃肠道损伤并存，肝破裂后可能有胆汁溢入腹腔，故腹痛和腹膜刺激征常较脾破裂伤者更为明显，腹部超声可鉴别肝脾破裂，如腹腔穿刺抽出胃、肠内容物，应考虑空腔脏器损伤。因受气体干扰，超声对胰腺显示不清时，需要腹部 CT 检查以鉴别，剖腹探查可明确诊断。

2.原发性肝癌自发破裂、出血

可无明确外伤史，突发急腹症表现，患者多有乙型病毒性肝炎病史和肝癌家族史，结合腹部超声、CT 检查以及甲胎蛋白（AFP）检测可鉴别。

五、治疗

（一）非手术治疗

由于 60%～80%的肝外伤患者在手术探查时出血已经停止，所发生的胆漏、感染等不良后果也没有想象的那么严重。近年来，随着超声、CT 等影像技术的发展以及外科临床诊疗技术的进步，肝外伤的非手术治疗在临床上逐渐被接受认可，肝钝性伤选择非手术治疗已成为国外各大创伤中心的标准治疗方法，尽管大多数的穿通性肝损伤仍然使用手术治疗，已有证据表明，经选择的穿通伤可以进行安全地非手术治疗。非手术治疗的优势有减少住院日、降低输血量、减少并发症发生率和降低病死率。对于

AASTI级和Ⅱ级的肝外伤患者，非手术治疗成功率在90%以上，多主张保守治疗；对于AASTⅢ级和Ⅳ级的严重肝外伤患者，非手术治疗使病死率下降了23.5%。随着肝外伤分级的加重，非手术治疗的成功率逐步降低。多次输血、肝的慢性疾病，如肝硬化，会增加非手术治疗失败的风险。

1.非手术治疗的适应证

①患者血流动力学稳定或经补充血容量后保持稳定；②没有需要处理的其他腹部损伤；③没有腹膜炎体征；④具备严密的监护手段，除监护生命体征外，还要能进行超声或CT检查，动态观察肝损伤伤情变化和腹腔内积液情况，了解有无活动性出血，并可在超声引导下穿刺引流；⑤具备随时中转开腹抢救患者的条件。对于不具备上述条件的医院，非手术治疗的指征应从严把握。

2.非手术治疗的主要措施

包括输血、输液、镇静、止痛、应用抗生素及正确使用止血药物、吸氧、胃肠减压、卧床休息等治疗。

3.非手术治疗期间注意事项

（1）频繁、动态的临床评估是非手术治疗成功的基础：血流动力学是否稳定是决定是否中转手术的重要标准之一。应严密观察和动态监测伤情变化，特别是血流动力学的监测，应动态监测血常规及红细胞比容等指标，注意观察腹部症状和体征的变化，定期复查超声或CT。如果患者短时间内出现腹胀加重，减少输液、输血不能维持血流动力学稳定，超声或CT提示伤情加重，应及时中转手术治疗，以免延误手术时机造成不良后果。

（2）血流动力学稳定的患者，如肝被膜下血肿或肝实质血肿，条件允许时，可行经皮选择性肝动脉造影及栓塞，有可能使血肿停止扩张，提高非手术治疗的成功率。如伴有腹腔局限性的胆汁集聚或局限性积液、积脓，可行超声或CT引导下腹腔穿刺抽液或经皮穿刺置管引流术，部分患者可避免中转手术。

（3）非手术治疗的期限：肝实质内血肿迟发性破裂多发生在外伤后2周以内，且多与腹内压突然异常增加、剧烈活动或再次外伤有关，故患者应绝对卧床休息2周，避免腹内压增高，3个月内避免剧烈活动，半年内避免重体力劳动。一旦发生血肿迟发性破裂，应中转手术治疗。重复的CT扫描有助于判断肝损伤的好转和决定恢复正常生活的时间，强烈推荐所有严重肝损伤的患者在恢复剧烈体力活动之前进行CT扫描以重新评估。

（4）非手术治疗失败的定义：尽管患者已行血管造影栓塞术，但患者发展成血流动力学不稳定或者肝损伤相关的大量输血、出现腹膜炎体征或者腹腔筋膜室综合征，这些患者需要剖腹探查和外科手术控制损伤。

4.非手术治疗的并发症

①肝的再出血是最常见的并发症，最常发生于最初的几周或几天内。再出血偶尔发生于头几天内，多和假性动脉瘤以及肝实质坏死密切相关。大多数的再出血可以用动脉造影栓塞术治疗。②胆道出血、上消化道出血，对于肝实质内血肿，如破裂的胆管及血管同时开口于血肿内，很可能导致胆道和血管之间"漏"的形成，出现黄疸、胆道出血、上消化道出血的表现。③其他的并发症包括胆汁瘤、胆瘘、肝脓肿、假性动脉瘤、动静脉瘘、胆管狭窄、继发于下腔静脉被肝内血肿压迫引起的巴德-基亚里综合征，大多数的并发症可以经穿刺引流或者肝动脉造影栓塞术治疗，很少需要手术治疗。

（二）手术治疗

约2/3AASTⅢ级以上的重度肝外伤，因损伤程度严重、伤情复杂，需要手术治疗，手术适应证如下。

（1）肝火器伤和累及空腔脏器的非火器伤都应手术治疗。

（2）其他的刺伤和钝性伤的手术指征：①血流动力学经液体复苏仍不稳定或需要大量的输血（＞2000mL）才能维持血流动力学稳定，血红蛋白、血细胞比容进行性下降；②疑有腹内脏器合并伤或发现腹腔内空腔脏器穿孔；③超声或CT检查发现肝包膜下血肿增大，有破裂迹象或腹腔积血量增多＞200mL/h；④出现全身中毒症状伴腹膜炎体征加重；⑤非手术治疗失败者。

第二节 肝硬化

肝硬化是一种常见的由不同病因引起的慢性、进行性、弥漫性病变。常见的病因有病毒性肝炎、慢性乙醇中毒、血吸虫病、心源性疾病、自身免疫性疾病等，其病理特点为广泛的肝细胞变性坏死、纤维组织增生、假小叶形成、肝脏逐渐变形变硬而成为肝硬化。临床上早期可无症状，后期可出现肝功能衰退和门静脉高压的种种表现。

一、病因与发病机制

引起肝硬化的原因很多，在国内以病毒性肝炎最为常见，在欧美国家则以酒精性肝炎最多见。

（一）病毒性肝炎

甲型和戊型肝炎一般不会引起肝硬化。慢性乙型与丙型、丁型肝炎易发展成肝硬化。急性乙型肝炎病毒感染者有10%～20%发生慢性肝炎，其中又有10%～20%发展为肝硬化。急性丙型肝炎一半以上患者发展为慢性肝炎，其中10%～30%会发生肝硬化。丁型肝炎病毒依赖乙型肝炎病毒方能发生肝炎，有部分患者发展为肝硬化。

（二）慢性酒精中毒

近年来，慢性酒精中毒在我国有增加趋势，其发病机制主要是酒精中间代谢产物乙醛对肝脏的直接损害。长期大量饮酒导致肝细胞损害，发生脂肪变性、坏死、肝脏纤维化，严重者发生肝硬化。

（三）寄生虫感染

血吸虫感染可导致血吸虫病，治疗不及时可发生肝硬化。

（四）胆汁淤积

长期慢性胆汁淤积，导致肝细胞炎症及胆小管反应，甚至出现坏死，形成胆汁性肝硬化。

（五）遗传和代谢疾病

由遗传性和代谢性的肝脏病变逐渐发展而成的肝硬化，称为代谢性肝硬化。例如由铁代谢障碍引起的血色病、先天性铜代谢异常导致的肝豆状核变性。

（六）药物性或化学毒物因素

长期服用某些药物，如双醋酚汀、辛可芬、甲基多巴等可导致药物性肝炎，最后发展为肝硬化。长期接触某些化学毒物，如四氯化碳、砷、磷等可引起中毒性肝炎，发展为肝硬化。

此外，α-抗胰蛋白酶缺乏、糖原贮积病、酪氨酸代谢紊乱、慢性充血性心力衰竭、慢性缩窄性心包炎和各种病因引起的肝静脉阻塞综合征（巴德-基亚里综合征），以及长期营养不良、营养失调等均可导致肝硬化的发生。

二、临床表现

肝硬化在临床上分为代偿期和失代偿期。

（一）代偿期

症状较轻，常缺乏特征性，有乏力、食欲减退、恶心呕吐、消化不良、腹胀、右上腹不适、隐痛等症状。体检常常可见蜘蛛痣、肝掌、肝脾肿大。症状往往是间歇性的，常因过度劳累或伴发病而诱发，经过适当的休息和治疗可缓解。肝功能检查多在正常范围内或有轻度异常，部分患者可没有任何症状。

（二）失代偿期

症状显著，主要为肝功能减退和门静脉高压所致的两大类临床表现，并可有全身多系统症状。

1.肝功能减退的临床表现

（1）全身症状：主要有乏力、易疲倦、体力减退。少数患者可出现脸部色素沉着。

（2）消化道症状：食纳减退、腹胀或伴便秘、腹泻或肝区隐痛，劳累后明显。

（3）出血倾向及贫血：肝硬化患者容易出现牙龈出血、鼻腔出血，皮肤摩擦处有瘀点、瘀斑、血肿等，女性出现月经量过多或经期延长，或为外伤后出血不易止住等出血倾向。

（4）内分泌失调：肝硬化时，由于肝功能减退，雌激素的灭活减少及雌激素分泌增加，导致血中雌激素增多，同时也抑制了雄激素的产生。有些患者肾上腺皮质激素、促性腺激素分泌减少，导致男性患者乳房肿大、阴毛稀少，女性患者月经过少和闭经、不孕等内分泌失调表现。

2.门静脉高压症的临床表现

构成门静脉高压症的三个临床表现为脾肿大、侧支循环的建立和开放、腹水，在临床上均有重要意义。尤其是侧支循环的建立和开放对诊断具有特征性价值。

（1）脾肿大：一般为中度肿大（是正常的2～3倍），有时为巨脾，并能出现左上腹不适及隐痛、胀满，伴有血白细胞、红细胞及血小板数量减少，称为脾功能亢进。

（2）侧支循环的建立与开放：门静脉与体静脉之间有广泛的交通支。在门静脉高压时，为了使淤滞在门静脉系统的血液回流，这些交通支大量开放，经扩张或曲张的静脉与体循环的静脉发生吻合而建立侧支循环。主要有：①食管下段与胃底静脉曲张；②脐周围的上腹部皮下静脉曲张；③上痔静脉与中下痔静脉吻合形成痔核；④其他：肝至膈的脐旁静脉、脾肾韧带和网膜中的静脉、腰静脉或后腹壁静脉等。

（3）腹水：是肝硬化门静脉高压最突出的临床表现，腹部隆起，感觉腹胀。提示肝病属晚期。

三、并发症

（一）肝性脑病

肝性脑病是常见的死亡原因，表现为精神错乱，定向力和理解力减退，嗜睡，终至昏迷。

（二）上消化道大量出血

多是由于食管—胃底静脉曲张破裂，也可因消化性溃疡、门静脉高压性胃黏膜病变、出血性胃炎等引起，常表现为呕血与黑便，出血量多，可仅有黑便；大量出血，则可导致休克并诱发腹水和肝性脑病，甚至休克死亡。

（三）感染

常见的是原发性腹膜炎，可表现为发热、腹痛与腹壁压痛和反跳痛，血白细胞可有增高，腹水浑浊，腹水培养有细菌生长。

（四）原发性肝癌

短期内病情迅速发展与恶化，进行性肝肿大，无其他原因可解释的肝区痛，血性腹水，长期发热，甲胎蛋白（AFP）持续性或进行性增高，B超、CT等影像学检查发现肝内占位性病变者，应特别警惕肝癌的发生。

（五）肝肾综合征

肝硬化合并顽固性腹水且未获恰当治疗时可出现肝肾综合征，其特点为少尿或无尿、氮质血症、低钠血症与低尿钠。

四、诊断与鉴别诊断

失代偿期肝硬化，根据临床表现和有关检查常可做出诊断。对早期患者应仔细询问过去有无病毒性肝炎、血吸虫病、长期酗酒或营养失调等病史，注意检查肝脾情况，结合肝功能及其他必要的检查，方能确定诊断。肝硬化的主要诊断依据是：病毒性肝炎（乙型及丙型）史、血吸虫病、酗酒及营养失调史；肝脏可稍大，晚期常缩小、质地变硬、表面不平；肝功能减退、门静脉高压的临床表现；肝活检有假小叶形成。

肝硬化诊断时需注意与慢性肝炎、原发性肝癌、肝棘球蚴病、先天性肝囊肿及其并发症相鉴别。

五、治疗

目前，肝硬化的治疗以综合治疗为主。肝硬化早期以保养为主，防止病情进一步加重；失代偿期除了保肝和恢复肝功能之外，还要积极防治并发症。一般来说，治疗如下。

（一）合理饮食及营养

肝硬化患者合理饮食，有利于恢复肝细胞功能，稳定病情。优质高蛋白饮食，可以减轻体内蛋白质分解，促进肝脏蛋白质的合成，维持蛋白质代谢平衡。如肝功能显著减退或有肝性脑病先兆时，应严格限制蛋白质食物。足够的糖类供应，既保护肝脏，又增强机体抵抗力，减少蛋白质分解。肝功能减退，脂肪代谢障碍，要求低脂肪饮食，否则易形成脂肪肝。富含维生素及微量元素丰富的饮食，可以满足机体需要。

（二）改善肝功能

肝功能中的转氨酶及胆红素异常多提示肝细胞损害，应按照肝炎的治疗原则给予中西药结合治疗。合理应用维生素 C、B 族维生素、肌苷、甘利欣、茵栀黄、黄芪、丹参、冬虫夏草、灵芝及猪苓多糖等药物。

（三）抗肝纤维化治疗

近年国内研究显示，应用黄芪、丹参、促肝细胞生长素等药物治疗肝纤维化和早期肝硬化，取得较好效果。青霉胺疗效不肯定，不良反应多，多不主张应用；秋水仙碱 1mg/d 分 2 次服，每周服药 5 天，抗肝纤维化有一定效果。

（四）积极防治并发症

肝硬化失代偿期并发症较多，可导致严重后果。对于食管—胃底静脉曲张、腹水、肝性脑病、并发感染等并发症，根据患者的具体情况，选择有效的方法。

（五）外科治疗

腹腔—颈静脉引流是外科治疗血吸虫病性肝纤维化的有效方法之一，通过引流增加有效血容量，改善肾血流量，补充蛋白质等。门静脉高压和脾功能亢进也常用各种分流术和脾切除术的手术治疗。

第三节　肝囊肿

　　肝囊肿是一种比较常见的肝脏良性疾病。它可分为寄生虫性和非寄生虫性肝囊肿。前者以肝包虫病为多见；后者又可分为先天性、创伤性、炎症性和肿瘤性肝囊肿，其中以先天性肝囊肿最常见，通常指的肝囊肿就是先天性肝囊肿。由于近年来影像诊断技术的发展和普及，肝囊肿在临床上并不少见。也有学者将先天性肝囊肿称为真性囊肿，创伤性、炎症性和肿瘤性肝囊肿称为假性囊肿。由于肿瘤性囊肿在临床上罕见，所以在这里主要讨论先天性肝囊肿。

一、病因

　　先天性肝囊肿的病因尚不清楚。一般认为起源于肝内迷走的胆管，或因肝内胆管和淋巴管在胚胎期的发育障碍所致。也有学者认为可能为胎儿患胆管炎、肝内小胆管闭塞，近端小胆管逐渐呈囊性扩大；或因肝内胆管变性后，局部增生阻塞而成。

二、病理学

　　肝囊肿一般是多发性的，单发性少见。小的直径数毫米，大的可占据整个肝叶，有的囊液可达 10000mL 以上。囊肿呈圆形或卵圆形，多数为单房性，也有呈多房性，有时还有蒂。囊肿有完整的包膜，表面呈乳白色，也有呈灰蓝色，囊壁厚薄不一，厚者可达 0.5～5cm，内层为柱状上皮细胞，外层为纤维组织，被覆有较大胆管血管束。囊液清亮透明，或染有胆汁，囊内出血时，可呈咖啡色，囊液呈中性或碱性，含有少量蛋白、黏液蛋白、胆固醇、红细胞、胆红素、酪氨酸和胆汁等。多发性肝囊肿很少引起门静脉高压和食管静脉曲张，但可并发胆管狭窄、胆管炎和肝炎。

三、临床表现

　　先天性肝囊肿生长缓慢，小的囊肿可无任何症状，临床上多数是在体检 B 超时意外发现，当囊肿增大到一定程度时，可因压迫邻近脏器而出现症状，常见有食后饱胀、恶心、呕吐、右上腹不适和隐痛等。少数可因囊肿破裂或囊内出血而出现急腹症。若带蒂囊肿扭转，可出现突然的右上腹绞痛。如囊内发生感染，则患者往往有畏寒、发热、白细胞增高等。体检时右上腹可触及到肿块和肝肿大，肿块随呼吸上下移动，表面光滑，有囊性感，无明显压痛。

四、诊断

肝囊肿的诊断并不困难，除上述临床表现外，B 超是首选的检查方法，对诊断肝囊肿，是经济可靠而非介入性的简单方法。放射性核素肝扫描能显示肝区占位性病变，边界光整，对囊肿定位诊断有价值。CT 检查可发现 1~2cm 的肝囊肿，可帮助临床医师准确病变定位，尤其是多发性囊肿的分布状态定位，有利于治疗。在发现多发性肝囊肿的同时，还要注意肾、肺以及其他脏器有无囊肿或先天性畸形，如多囊肾，则对确诊多囊肝很有帮助。

在诊断巨大孤立性肝囊肿过程中，应注意与卵巢囊肿、肠系膜囊肿、肝包虫囊肿、胆囊积水、胰腺囊肿和肾囊肿相鉴别。只要考虑到了，一般容易鉴别。同时还要注意与肝海绵状血管瘤、肝癌等相鉴别。临床上误诊的并不罕见。

五、治疗

对于小的肝囊肿而又无任何症状者，可不需特殊治疗，但对大的而又出现压迫症状者，应给予适当治疗。肝囊肿的治疗方法包括囊肿穿刺抽液术、囊肿开窗术、囊肿引流术或囊肿切除术等。

第四章　妇科疾病

第一节　月经病

一、痛经

凡在行经前后或月经期出现下腹痛、坠胀、腰酸或其他不适症状，程度较重影响生活和工作者称为痛经。痛经多呈痉挛性，通常还伴有其他症状，如腰腿痛、头痛、头晕、乏力、恶心、呕吐、腹泻、腹胀等。痛经分为原发性痛经和继发性痛经两种，原发性痛经是指不伴有其他明显盆腔疾病的单纯性、功能性痛经；继发性痛经是指由盆腔器质性疾病导致的痛经。

痛经的发生率很高，文献报道为 30%～80%。由于每个人的疼痛阈值存在差异，临床上缺乏客观的评价指标，因此难以计算确切的痛经发病率。1980 年全国抽样调查结果发现：痛经发生率为 33.19%，其中原发性痛经占 36%。在不同年龄段，痛经的发生率也不同。初潮时发生率较低，随后逐渐升高，16～18 岁达顶峰，30～35 岁时开始下降，生育期稳定在 40%左右，50 岁时约为 20%。

（一）原发性痛经

1.发生机制

（1）子宫收缩异常：正常月经期子宫的基础压力小于 1.33kPa，宫缩时可达 16kPa，收缩频率为 3～4 次 1 分钟。痛经时宫腔的基础压力升高，收缩频率增高且不协调。因此，原发性痛经可能是子宫平滑肌活动增强、过度收缩所致。

（2）前列腺素（PG）合成和释放过多：子宫内膜是合成前列腺素的重要场所，子宫合成和释放前列腺素过多可能是导致痛经的主要原因。前列腺素的增多不仅可以刺激子宫平滑肌过度收缩，导致子宫缺血，还能使神经末梢对痛觉刺激变得敏感，疼痛阈值降低。

（3）血管紧张素和催产素影响：血管紧张素可以引起子宫平滑肌和血管的平滑肌收缩加强，原发性痛经患者体内升高的血管紧张素水平被认为是引起痛经的另一个重要因素。催产素也可能参与痛经的发生。

（4）其他因素：主要是精神因素，紧张、压抑、焦虑、抑郁等都会影响对疼痛的反应和主观感受。

2.临床表现

原发性痛经在青春期多见，常在初潮后 1～2 年内发病。原发性痛经的疼痛通常在月经来潮前几小时或刚来时发生，可以持续 48～72 小时。这种疼痛与分娩时的疼痛相似，有耻骨上绞痛，可伴腰骶背痛，疼痛放射至大腿，常伴有恶心、呕吐和面色苍白，偶有昏厥。严重的原发性痛经可影响日常生活和工作。

3.诊断及鉴别诊断

诊断原发性痛经，首先要排除器质性盆腔疾病的存在。采集病史，进行全面的体格检查，必要时结合辅助检查，如 B 超、腹腔镜、宫腔镜、子宫输卵管碘油造影及生化指标等，排除子宫器质性疾病。鉴别诊断主要是排除子宫内膜异位症、子宫腺肌症、盆腔炎等疾病，还要与慢性盆腔痛相区别。

部分原发性痛经可能由病变轻微的子宫内膜异位症引起，由于子宫内膜异位症很轻，各种检查都不能发现病灶，因此被诊断为原发性痛经。

4.治疗

（1）一般治疗：对痛经患者，尤其是青春期少女，必须进行有关月经生理知识的教育，消除其对月经的心理恐惧。痛经时可卧床休息，热敷下腹部；还可服用非特异性的止痛药。

（2）药物治疗。

1）前列腺素合成酶抑制剂：非甾体抗炎药是前列腺合成酶抑制剂，通过阻断环氧含酶通路，抑制前列腺素合成，使子宫张力和收缩力下降，达到止痛的效果，有效率达 60%～90%。前列腺素合成酶抑制剂服用简单，不良反应小，还可以缓解其他相关症状，如恶心、呕吐、头痛、腹泻等。一般于月经来潮、痛经出现前开始服用，连续服用 2～3 天。前列腺素在月经来潮的最初 48 小时释放最多，连续服药的目的是减少前列腺素的合成和释放。疼痛时临时、间断给药效果不佳，往往难以控制疼痛。布洛芬和酮洛芬的起效很快，服药 30～60 分钟血药浓度就达到峰值。吲哚美辛等对胃肠道刺激较大，容易引起消化道大出血，不建议作为痛经的一线药物使用。

2）口服避孕药：适用于需要采用避孕措施的痛经患者，口服避孕药可以有效地治疗原发性痛经。可以使 50%的患者疼痛完全缓解，40%明显减轻。作用机制是口服避孕药可以抑制子宫内膜生长、抑制排卵、减少前列腺素和血管升压素的合成。各类雌、孕激素的复合避孕药均可以减少痛经的发生，不同避孕药的疗效无显著差异。

用法：如复方去氧孕烯片、环丙孕酮/炔雌醇等；从月经周期的第 3～5 天开始，每天服用 1 片，连续服用 21 天。服药 3～6 个周期后停药。

（3）麻醉剂：如果患者对口服避孕药治疗没有反应，每月可用氢可酮或可待因治疗 2～3 天；在加用麻醉剂以前应做诊断性腹腔镜检查以排除心理因素和器质性病变。绝大多数原发性痛经对上述治疗有反应。

（4）手术治疗。

1）扩宫颈术：宫颈狭窄，经血排出不畅时，子宫收缩力会增强，这被认为是原发性痛经的病因之一。当药物治疗效果不佳时，扩宫颈术有可能使痛经缓解。

2）神经节切除术：对药物治疗无效的顽固性病例，也可以采用骶前神经节切除术，该方法疗效好，但有一定的并发症。近年也有采取子宫神经部分切除术治疗原发性痛经者。

（二）继发性痛经

继发性痛经的发病年龄往往较大，但如果是由子宫畸形引起的痛经，患者的年龄也可以较小。继发性痛经的疼痛常在月经来潮前 1～2 周开始，持续至月经干净后数天。

子宫肌瘤、盆腔粘连和盆腔静脉淤血引起的痛经症状往往较轻，而子宫内膜异位症和子宫腺肌症引起的痛经症状往往较重，且有进行性加重的趋势。盆腔粘连和子宫内膜异位症患者在非经期性交时往往有下腹痛。

1.病因

继发性痛经的病因较多，下面介绍一些常见的疾病。

（1）处女膜闭锁：表现为原发性闭经，并有周期性下腹痛。痛经时妇科检查发现患者处女膜闭锁，但向外突起。超声检查发现子宫、卵巢正常，阴道内有积血。切开处女膜时有积血流出。

（2）阴道横隔：多为不完全横隔，通过妇科检查和超声检查可以诊断。

（3）子宫腔粘连综合征（阿谢曼综合征）：宫腔手术后月经量明显减少且伴有痛经者应高度怀疑宫腔粘连。超声检查、子宫输卵管碘油造影和宫腔镜检查可以协助诊断。

（4）子宫平滑肌瘤：虽然子宫肌瘤引起痛经的情况较少见，但是当痛经与子宫肌瘤同时存在时不能排除子宫肌瘤引起痛经的可能。妇科检查发现子宫增大，但不规则；超声检查可以协助诊断。

（5）子宫腺肌症：子宫腺肌症大多伴有痛经，妇科检查发现子宫均匀增大，一般不超过孕 3 个月大小。超声检查可以协助诊断。

（6）子宫内膜异位症：子宫内膜异位症是引起继发性痛经最常见的病因，其痛经严重程度不一定与病灶大小成正比。大的卵巢子宫内膜异位囊肿可能仅引起较轻的痛经，而散在的盆腔小病灶可能会引起非常严重的痛经。另外，许多患者还有性交痛、腰骶痛、月经失调等表现。妇科检查常发现子宫呈后位、固定，有时可触及结节状病灶，尤其是在骶骨韧带处；盆腔两侧可扪及以囊性为主的肿块。超声检查可以协助诊断，腹腔镜检查是诊断子宫内膜异位症的最佳方法。

2.病理生理机制

继发性痛经可归因于月经血排出不畅、子宫平滑肌过度收缩、月经血刺激子宫峡部和宫颈内口处的神经丛、局部前列腺素合成过多等因素。子宫内膜异位症和子宫腺肌症患者体内产生过多的前列腺素，可能是痛经的主要原因之一。前列腺素合成酶抑制剂可以缓解该类疾病的痛经症状。环氧含酶（COX）是前列腺素合成的限速酶，其在子宫内膜异位症和子宫腺肌症患者体内表达量过高。这些均说明列腺素合成代谢异常与继发性痛经的疼痛有关。宫内节育器的不良反应主要是月经过多和继发性痛经，其痛经的主要原因可能是子宫的局部损伤和白细胞浸润导致的前列腺素合成增加。

3.诊断及鉴别诊断

诊断继发性痛经，除了详细的病史外，主要通过盆腔检查和相关的辅助检查，如B超、腹腔镜、宫腔镜、生化指标的检测等，找出相应的病因。

4.治疗

继发性痛经的处理原则是治疗原发病。非甾体抗炎药和口服避孕药治疗继发性痛经的疗效不如治疗原发性痛经的疗效好。对有生育要求的患者，在治疗时应尽可能地保留其生殖功能。

（1）生殖道畸形和宫腔粘连者通过手术使月经血排出后，痛经就会缓解。

（2）对子宫内膜异位症和子宫腺肌症患者来说，有手术指征者采用手术治疗，无手术指征者采用药物治疗。常用的药物有长效促性腺激素释放激素激动剂、孕三烯酮、达那唑和口服避孕药等。月经期疼痛发作时给予前列腺素合成酶抑制剂。子宫内膜异位症患者在行保留生育功能或保留卵巢功能手术后，痛经可能依然存在。术后使用GnRH激动剂、孕三烯酮或达那唑可减少痛经的发生。

（3）子宫肌瘤引起的痛经一般可以忍受，无须特殊处理。

（4）盆腔充血者以小剂量雌、孕激素为主的连续口服避孕药、大剂量的孕激素和GnRH类似物常能使疼痛缓解。

（5）骶前神经切除术。以前曾用骶前神经切除术或交感神经切除术来治疗痛经，现在成功率高的药物治疗已取代了大部分的骶前神经切除术。尽管如此，骶前神经切除术仍适用于传统治疗不能缓解的或对多学科镇痛治疗无反应的原发性、继发性痛经。

继发性痛经对骶前神经切除术的反应发生率为 50%～75%。神经切除只能缓解子宫颈、子宫和输卵管近端来源的疼痛（T_1～L_2），骶前神经切除不影响骶前神经的支配，因此正常的排尿、排便和分娩功能不受影响。

（6）子宫切除术。常用于治疗盆腔痛，有资料显示，30%的痛经患者做该手术后，疼痛并没有缓解。子宫切除术适用于无生育要求且痛经与子宫内膜异位症、子宫腺肌症等子宫疾病有关的患者。

二、闭经

闭经是妇产科临床的一种常见症状，表现为无月经或月经停止。习惯上将闭经分为原发性闭经与继发性闭经。原发性闭经是指女性年满 16 岁，虽有第二性征，而月经未来潮，或年满 14 岁，未出现第二性征也无月经。继发性闭经是指按原有月经周期计算停经 3 个周期以上或正常月经建立后月经停止 6 个月。青春前期、妊娠期、哺乳期、绝经过渡期及绝经后期出现的月经不来潮称为生理性闭经。

本节主要讨论病理性闭经。

（一）病因及分类

正常月经的建立和维持有赖于下丘脑—垂体—卵巢轴的神经内分泌调节，以及靶器官子宫内膜对性激素的周期性反应，其中任何一个环节发生障碍就会出现月经失调，甚至闭经。

1.子宫性闭经及隐经

子宫内膜缺如或受到破坏或对卵巢激素不能做出反应产生周期性变化，无剥脱和出血，称为子宫性闭经。如子宫内膜功能完好，可以对卵巢激素做出反应，仅由于经血排出通道受阻，经血不能流出，称为假性闭经，也称为隐经。

（1）米勒管发育不全综合征：其是由于副中肾管发育障碍引起的先天畸形。表现为原发性闭经。生殖道的缺陷包括始基子宫或无子宫、无阴道。卵巢发育及功能正常，故第二性征正常，约34%的本征患者合并泌尿道畸形，12%有骨骼畸形。

（2）阿谢曼综合征：阿谢曼综合征又称为子宫腔粘连综合征，是指人工流产、中期引产或足月分娩后以及诊断性刮宫、子宫内膜切除等手术后发生的宫腔粘连。视子宫内膜损伤后宫腔粘连的面积及程度，患者可表现为月经过少或闭经。

（3）无孔处女膜：月经初潮后因处女膜无孔，经血不能外流，逐渐形成阴道血肿、宫腔积血、输卵管血肿、盆腔积血。临床表现为原发性闭经伴周期性下腹坠胀疼痛，进行性加重。腹部检查可扪及一触痛明显的包块，有深压痛。妇科检查可见处女膜膨出，无开口，表面呈紫蓝色。

（4）阴道横隔及阴道闭锁：完全性阴道横隔及阴道闭锁因经血排出障碍，出现原发性闭经、周期性下腹痛等类似于无孔处女膜的临床表现。阴道闭锁者常合并外生殖器发育不良。

2.卵巢性闭经

卵巢的先天性发育不全或功能缺陷，使卵巢分泌的激素水平低下或缺乏周期性变化而发生闭经。

（1）特纳综合征：因缺少一个 X 染色体或其分化不完全引起。核型为 45，XO 或 45，XO/46，XX 或 45，XO/47，XXX。表现为卵巢不发育及由此引起的原发性闭经，第二性征不发育，子宫发育不良。患者面容呆板，身材矮小，常有蹼颈、盾胸、后发际低、肘外翻、腭高耳低、鱼样嘴等临床特征，可伴主动脉缩窄及肾、骨骼畸形。

（2）单纯性腺发育不全：患者染色体核型为 46，XX 或 46，XY，先天性卵巢发育不全。临床表现为原发性闭经，第二性征不发育或发育不良，内外生殖器一定程度的发育不良，体格发育无异常，卵巢呈条索状，内无生殖细胞或各级卵泡。

（3）卵巢抵抗综合征：卵巢抵抗综合征又称为卵巢不敏感综合征，由于卵巢的胞膜受体缺陷，不能对促性腺激素产生反应。临床表现为原发性闭经、第二性征及生殖器发育不良，卵巢形态饱满，内有众多始基卵泡，少有窦状细胞。卵巢激素水平低下，促性腺激素水平明显增高，使用外源性促性腺激素很难使卵泡发育。

（4）卵巢早衰（POF）：40 岁前绝经者称为卵巢早衰，表现为继发性闭经，常伴更年期症状，具有低雌激素及高促性腺激素特征。卵巢内无卵母细胞或虽有原始卵泡，但对促性腺激素无反应。病因以特发性即无明确诱因的卵巢萎缩及过早绝经最常见，另外，自体免疫性疾病也可引起本病。

（5）卵巢功能性肿瘤：产生雄激素的卵巢支持—间质细胞瘤等，由于过量的雄激素抑制下丘脑—垂体—卵巢功能而闭经。分泌雌激素的卵巢颗粒—卵泡膜细胞瘤，因持续分泌雌激素抑制了排卵，使子宫内膜持续增生而短暂闭经。

（6）多囊卵巢综合征：由持续无排卵和雄激素过多引起，表现为闭经、不孕、多毛、肥胖，双侧卵巢增大，LH/FSH 高于正常。

3.垂体性闭经

腺垂体器质性病变或功能失调均影响促性腺激素的分泌，继而致卵巢功能低下而引起闭经。

（1）席汉综合征：由于产后大出血，特别是伴有较长时间的失血性休克，引起腺垂体缺血坏死，而造成垂体功能不全，继发腺垂体多种激素分泌减退，出现闭经、无泌乳、性欲减退、毛发脱落、第二性征衰退、生殖器官萎缩，还可出现畏寒、嗜睡、低血压及基础代谢率降低。

（2）垂体肿瘤：位于蝶鞍内的腺垂体各种腺细胞可发生催乳素腺瘤、生长激素腺瘤、促甲状腺激素腺瘤、促肾上腺皮质激素腺瘤以及无功能的垂体腺瘤。不同类型的肿瘤可出现不同症状，但都有闭经表现，这是因为肿瘤压迫分泌细胞，使促性腺激素分泌减少。常见的催乳素细胞肿瘤可引起闭经泌乳综合征。

（3）空蝶鞍综合征：因先天性或后天性原因（腺瘤手术和放疗）导致鞍隔不完整，使蛛网膜下隙疝入蝶鞍窝内。疝囊内积聚的脑脊液使垂体受压缩小，蝶鞍扩大，酷似空泡状。如压迫垂体柄，可出现高催乳素血症，常见症状为闭经、泌乳、不育，可伴有多种垂体激素缺乏。X 线检查仅见蝶鞍稍增大；CT 或 MRI 检查则精确显示，在扩大的垂体窝中，可见萎缩的垂体和低密度的脑脊液。

4.下丘脑性闭经

下丘脑性闭经是最常见的一类闭经，以功能性原因为主。下丘脑弓状核含有传导神经内分泌的神经元，接受多处脑区的神经冲动，汇合成信号促使脉冲式释放 GnRH。在卵泡期为维持正常卵泡功能，约每 90 分钟有一次 GnRH 脉冲频率，若脉冲式分泌模式异常，包括频率、幅度及量的变化，将导致卵泡发育障碍而闭经。

（1）假孕：患者因渴望生育而抑郁，出现闭经、乳汁分泌，自认为怀孕，还可出现早孕样反应。但一旦向患者否定了妊娠的诊断，黄体生成素（LH）、催乳素（PRL）及雌二醇（E_2）、孕激素（P）水平急剧下降，月经可来潮。

（2）精神性闭经：因精神刺激应激，引起下丘脑一垂体一卵巢功能失调，导致闭经。发病机制可能是应激状态时，下丘脑分泌促肾上腺皮质激素释放因子亢进，使内源性阿片肽、多巴胺升高，抑制 GnRH 神经元的脉冲释放而闭经。

（3）神经性厌食症：神经性厌食症是一种严重的，甚至可以致死的进食行为障碍。患者为保持体型而强迫节食或因受到身体精神刺激而引起下丘脑功能失调。表现为精神性厌食，严重消瘦而闭经，GnRH 浓度降至青春期前水平，以致性腺激素水平低下而发生闭经。

（4）运动性闭经：原因是多方面的。脂肪组织是雄激素系统芳香化酶催化生成雌激素的主要场所，初潮发生和月经的维持有赖于一定比例（17%～20%）的机体脂肪，体脂减少可引起闭经。此外，运动剧增后 GnRH 的释放受到抑制也可引起闭经。

（5）药物性闭经：长期应用抗精神病药物如吩噻嗪衍生物（氯丙嗪、奋乃静等），甾体类避孕药及利血平、灭吐灵、鸦片、地西泮等，可出现闭经和异常乳汁分泌。其机制是通过下丘脑抑制催乳素抑制因子或多巴胺的释放，使催乳素升高而导致泌乳。而 GnRH 分泌不足或卵泡刺激素（FSH）、LH 对 GnRH 反应迟钝，则引起闭经。此种药物性抑制常是可逆的，一般在停药 3～6 个月后月经自然恢复。

（6）颅咽管瘤：颅咽管瘤为一先天生长缓慢而多为囊性的肿瘤。多位于蝶鞍之上，少数位于蝶鞍内，肿瘤增大压迫下丘脑和垂体柄时，引起颅内压增高、视力障碍、闭经、生殖器官萎缩、肥胖等症状，称为肥胖生殖无能营养不良症。

5.其他内分泌疾病引起的闭经

甲状腺、肾上腺、胰腺等功能紊乱也可引起闭经，常见的疾病为甲状腺功能减退或亢进、肾上腺皮质功能亢进、肾上腺皮质肿瘤。

（二）诊断

闭经是一种症状，诊断时首先必须寻找引起闭经的原因，即异常发生在下丘脑—垂体—卵巢轴的哪一环节，然后确定是何种疾病所引起。

1.询问病史

询问闭经时间，有无诱因，伴随症状，做过什么检查及结果，药物治疗剂量用法及疗效。了解自幼生长发育过程，有无先天性缺陷或其他疾病。详细询问月经史，包括初潮年龄、第二性征、发育情况、月经周期、经期、经量等。已婚妇女需注意其生育史及产后并发症，还应询问其家族史有无类似患者，父母亲是否为近亲结婚。

2.体格检查

测量身高、体重，检查全身发育状况，有无畸形；有无特殊面貌，四肢与躯干比例；观察精神状况、智力发育、营养和健康状况。第二性征如毛发分布、乳房发育、有无乳汁分泌、有无喉结。妇科检查应注意内外生殖器的发育，有无先天缺陷、畸形，腹股沟区有无肿块。

3.辅助诊断方法

（1）药物撤退试验。

1）孕激素试验：方法为肌内注射黄体酮 20mg/d，连续 3～5 天；或甲羟孕酮 10mg/d，连续 5 天，停药后 3～7 天有阴道流血者为阳性，提示下生殖道通畅，内膜已受一定水平的雌激素影响，为 I 度闭经。无阴道流血者为阴性，在排除妊娠后，提示下生殖器不正常或子宫内膜异常或体内雌激素水平低下。

2）雌孕激素序贯试验：适用于孕激素试验阴性的闭经患者。方法为口服乙蔗酚 1mg/d 或用孕雌酮 1.25～2.5mg/d，连续 20 天，最后 3～5 天，肌内注射黄体酮 20mg/

d，或最后 10 日给甲羟孕酮 10mg/d，停药后 3～7 日内有阴道流血者为阳性，提示子宫内膜反应正常，为Ⅱ度闭经。若无阴道流血者为阴性，提示子宫或其内膜不正常，为子宫性闭经。

（2）内分泌检查。

1）卵巢功能检查。①靶器官反应检查：包括基础体温测定、宫颈黏液评分、阴道脱落细胞检查、子宫内膜活检或诊断性刮宫。②血甾体激素测定：做雌二醇、孕酮及睾酮测定。取样前应肯定至少 1 个月内未用过激素药物，根据检查的目的选择取血时间，结果的解释须结合临床。③卵巢兴奋试验：又称为尿促性素（HMG）刺激试验。用 HMG75U～150U/d 肌内注射，连用 4 日，自开始注射第 6 日起，用上述方法了解卵巢能否产生雌激素。若卵巢对垂体激素无反应，提示病变在卵巢；若卵巢有反应，则病变在垂体或垂体以上。

2）垂体功能检查。①血 PRL、FSH、LH 测定：多用放射免疫法。PRL 正常值为 0～20μg/L、PRL＞25μg/L 时称高催乳素血症。PRL 升高时应进一步做头颈 X 线片或 CT 检查，排除垂体肿瘤，月经周期中 FSH 正常值为 5～20U/L，LH 为 5～25U/L。若 FSH＞40U/L，提示卵巢衰竭；若 LH＞25U/L 高度怀疑为多囊卵巢综合征；若 FSH、LH 均＜5U/L，提示垂体功能减退，病变可能在垂体或下丘脑。②GnRH 兴奋试验：用以了解垂体功能减退起因于垂体或下丘脑。将 GnRH25μg/L 于 2mL 生理盐水静脉推注，在注入前与注入后 25、45、90、180 分钟分别取血以放射免疫法测定 LH、FSH，若 25 分钟时 LH 值较基础上升 3～5 倍，FSH 值在 45 分钟时上升 2～5 倍，为正常反应，提示垂体功能正常。若 LH 值上升倍数小于 3，FSH 反应倍数小于 2 或无反应，提示垂体功能低下。若 LH 较基础值明显升高，FSH 升高不明显，伴有 LH/FSH 比值大于 3 时，GnRH 兴奋试验反应亢进者提示多囊卵巢综合征。③其他垂体激素：如生长激素的测定及功能试验，适用于闭经者身材矮小，或疑肢端肥大症，垂体无功能细胞瘤。

3）甲状腺功能检查。可测定血游离 T_3、T_4 及 TSH 浓度和做甲状腺功能试验。

4）胰岛功能检查。可测空腹血糖、胰岛素浓度，做糖耐量试验。

（3）影像学检查。

1）B超：可观察盆腔有无肿块，子宫形态大小及内膜厚度，卵巢大小、卵泡数目，有无肿块、腹水，动态监测卵泡发育及排卵情况。

2）子宫输卵管造影：了解宫腔形态大小及输卵管情况，用以诊断生殖系统发育不良、畸形、结核及宫腔粘连等病变。

3）电子计算机断层扫描（CT）或磁共振成像（MRI）：用于盆腔及头部蝶鞍区检查，有助于分析盆腔肿块的性质，诊断空泡蝶鞍、垂体微小腺瘤等。

（4）宫腔镜检查：本检查有助于明确子宫性闭经的病变性质，例如，了解宫腔粘连的部位、范围，估计粘连的组织学类型及月经恢复的可能性。

（5）腹腔镜检查：本检查可在直视下观察卵巢的外观，做卵巢活检可确定有无卵泡及确认卵睾，还可观察子宫的形态、卵巢肿块、输卵管及盆腔腹膜的病变。

（6）染色体检查：原发性闭经患者应常规检查外周血染色体，对鉴别先天性卵巢发育不全的病因、性畸形的病因及指导临床处理皆有意义。

（三）治疗

1.全身治疗

女性生殖器官是整体的一部分，闭经的发生与神经内分泌的调控有关。若闭经由潜在的疾病或营养缺乏引起，应积极治疗全身性疾病，提高机体体质，供给足够的营养，保持标准体重。若闭经受应激或精神因素影响，则应耐心地进行心理治疗，消除精神紧张和焦虑。

2.病因治疗

闭经若由器质性病变引起，应针对病因治疗。先天性畸形，如处女膜闭锁、阴道横隔或阴道闭锁均可手术切开或做成形术，使经血畅流。诊断为结核性子宫内膜炎者，应积极行抗结核治疗。卵巢或垂体肿瘤患者诊断明确后，应根据肿瘤的部位、大小和性质制定治疗方案。

3.激素治疗

先确定患者为正常促性腺激素性闭经、高促性腺激素性闭经或低促性腺激素性闭经，据此给予不同的治疗方案。

（1）正常促性腺激素性闭经。

1）阿谢曼综合征的治疗：宫腔镜下分离粘连，插入小儿导尿管持续 7 日，保持通畅。

2）大剂量雌激素和孕激素序贯治疗：即妊马雌酮 2.5mg/d，共用 21 日，甲羟孕酮 10mg/d，共用 7 日（最后 7 日），共用 6 个月，以重建子宫内膜。

（2）高促性腺激素性闭经。

1）雌激素替代治疗：适用于无子宫者。妊马雌酮 0.625～1.25mg/d（自小剂量开始），连服 21 日，停药 1 周后服用药。

2）雌、孕激素序贯治疗：妊马雌酮 0.625mg/d，自出血第 5 日起，连服 20～22 日；后 10～12 日配伍甲羟孕酮 6～10mg/d。

以上两种疗法的目的是：①促进第二性征发育，缓解低雌激素症状；②负反馈，抑制 FSH、LH，停药后月经或能恢复，也可作为试用促排卵药的准备治疗；③防止骨质疏松及心血管疾病。

（3）低促性腺激素性闭经。

1）无生育要求：采用周期性孕激素疗法，即甲羟孕酮 10mg/d，连续口服 12 日，每 8 周 1 次。

2）要求生育：以下各种促排卵药物可单用或联合应用。治疗期间加强监测，警惕可能并发卵巢过度刺激综合征。①氯米芬（CC）：50～100mg/d，口服，连续 5 日，自撤药性出血第 5 日开始。用药剂量从小量开始，若无效，下一周期可逐步加量。②尿促性腺激素（HMG）：自撤药性出血第 5 日起，每日肌内注射 HMG1 支，连续 7 日，无反应时加至每日 2 支，至宫颈黏液评分大于 8 分，B 超测定卵泡直径大于 18mm，停用 HMG，加用 HCG10kU 肌内注射，以诱发排卵。③促性腺激素释放激素激动剂（GnRHa）：于撤药性出血第 5 日开始，每日皮下注射 GnRHa50～100μg，连续 7～10 日；待卵泡不成熟时改为每日 2 次，共 2 日。也可加用 HCG 诱发排卵。④溴隐亭：适用于高催乳素血症伴正常垂体或垂体微腺瘤者。根据血 PRL 水平每日口服溴隐亭 2.5～7.5mg，从小剂量开始。⑤甲状腺粉：适用于甲状腺功能低下引起的闭经。用法 30～40mg，口服，每日 1～3 次，连续服用，根据患者症状及基础代谢率调整剂量。⑥肾上腺皮质激素：适用于先天性肾上腺皮质功能亢进所致的闭经，一般用泼尼松或地塞米松。

4.手术治疗

针对各种器质性病因，采用相应的手术治疗。

（1）生殖器畸形：如处女膜闭锁、阴道闭锁及阴道横隔，可做切开或成形术。

（2）阿谢曼综合征：多采用宫腔镜下直视分离粘连，后加用大剂量雌激素和放置宫腔内节育环的治疗方法。

（3）肿瘤：卵巢肿瘤一经确诊应予手术治疗；中枢神经系统肿瘤应根据肿瘤部位、大小及性质制定治疗方案。

5.辅助生育技术

采用辅助生育技术。

第二节　盆腔炎

盆腔炎（PID）是女性内生殖器及其周围结缔组织、盆腔腹膜等部位发生的炎症，可分为急性盆腔炎和慢性盆腔炎。

一、急性盆腔炎

（一）病因

急性盆腔炎（APID）多由葡萄球菌、链球菌、大肠埃希菌及厌氧菌混合感染引起，其传播途径有直接蔓延、上行感染、淋巴传播和血行传播。主要病因如下。

1.产后或流产后感染

分娩后产妇体质较虚弱，宫颈口未很好关闭，当软产道有损伤或宫腔有胎盘、胎膜残留等时，病原体侵入宫腔引起感染；流产手术无菌操作不严格或术后阴道出血时间较长，或宫腔内有组织残留，均可引起流产后感染。

2.宫腔手术操作后感染

如放置宫内节育器、刮宫术、输卵管通液、通气术、子宫输卵管碘油造影术、宫腔镜检查等。术前适应证选择不当或手术消毒不严格，都可引起感染。

3.经期卫生不良

使用不洁的月经垫或经期性生活等均可使病原体侵入，而经期子宫内膜剥脱面有扩张的血窦及凝血块，是细菌滋生的最佳环境，易引起感染。

4.邻近器官的炎症

直接蔓延如阑尾炎、腹膜炎、结肠炎等可蔓延到盆腔引起盆腔炎。此外，慢性盆腔炎急性发作也可引起急性盆腔炎。

（二）病理

1.急性子宫内膜炎、子宫肌炎

常见的致病菌多为需氧菌和厌氧菌的混合感染，由炎症侵入子宫而引起，多见于产后、流产后。

2.急性输卵管炎、输卵管积脓、输卵管卵巢脓肿、急性盆腔结缔组织炎

细菌由宫颈或宫壁的淋巴播散到盆腔结缔组织引起结缔组织充血、水肿、炎性细胞浸润，以宫旁结缔组织最常见。病变累及输卵管浆膜层形成输卵管周围炎，然后累及肌层，输卵管黏膜层受累极轻或不受累。若炎症始于宫内膜向上蔓延者，首先引起输卵管黏膜炎，黏膜充血、肿胀、渗出，管腔内有积脓，大量中性粒细胞浸润，重者上皮变性脱落，管腔粘连、伞端闭塞，形成输卵管积脓。发炎的输卵管伞端可与卵巢粘连而发生卵巢周围炎，称为输卵管卵巢炎或附件炎。若脓肿与输卵管积脓粘连贯通，

即形成输卵管卵巢脓肿。病原体经淋巴管入侵盆腔结缔组织而引起急性盆腔结缔组织炎，以盆腔结缔组织最常见。

3.急性盆腔腹膜炎

盆腔感染严重，又未得到及时的控制，往往蔓延到盆腔腹膜，腹膜充血、水肿并有浆液性渗出，形成急性盆腔腹膜炎，盆腔脏器间粘连。当有大量脓性渗出液积聚于粘连的间隙内，则形成散在的小脓肿；若脓液积于子宫直肠陷凹则形成盆腔脓肿；若脓汁流入腹腔可引起弥漫性腹膜炎。

4.败血症及脓毒血症

多见于严重的产褥感染、感染性流产，也可由放置宫内节育器、输卵管结扎术损伤脏器引起，大量细菌进入血液循环并大量繁殖形成败血症，感染的血栓脱落进入血循环引起脓毒血症。若得不到及时的控制，可很快出现感染性休克，甚至死亡。

（三）临床表现

因炎症的轻重及范围大小不同，其临床表现也不同。患者起病时往往出现下腹痛伴发热，疼痛的特点为一侧或双侧剧痛，用力按压则疼痛更明显，严重者可有高热、寒战、头痛、脉快、食欲缺乏、全身乏力，阴道分泌物增多呈脓性或伴臭味。若有脓肿形成，可出现局部压迫症状，也可有腰痛、尿频、尿痛、腹泻、里急后重和排便困难等。有腹膜炎者出现恶心、呕吐、腹胀等消化系统症状。

患者呈急性病容，体温 39～40℃，初期呈持续性，脓肿形成时可转为间歇性，心率快，腹胀，下腹有压痛、反跳痛、肌紧张，肠鸣音减弱或消失。妇科检查：阴道及宫颈充血，宫颈有脓性分泌物流出，表面充血、水肿、举痛明显；子宫体略大，有压痛，活动受限；若为输卵管增粗，压痛明显；若为输卵管积脓，可触及输卵管呈腊肠状；有输卵管卵巢脓肿时，则可触及压痛明显的包块；宫旁结缔组织炎时，可扪到宫旁一侧或双侧有片状增厚；若有脓肿形成且位置较低时，则后穹隆触痛明显，可扪及后穹隆或侧穹隆有肿块且有波动感；若脓肿破裂，则可出现全腹压痛、反跳痛、肌紧张，三合诊可协助进一步了解盆腔情况。

（四）辅助检查

1.实验室检查

白细胞及中性粒细胞升高，红细胞沉降率增快。考虑性传播疾病时，应进行尿道口分泌物及颈管分泌物淋菌涂片及培养，衣原体、支原体培养，细菌培养及药敏试验等。考虑宫腔感染时，应进行宫腔内膜分泌物培养及药敏试验，血培养及药敏试验。

2.特殊检查

（1）阴道后穹隆穿刺有助于盆腔炎诊断。正常情况下白细胞≤$1×10$/L。盆腔炎时常≥$3×10^9$/L，盆腔积脓时吸出物均为脓液，可送细菌培养（包括厌氧菌）及药敏试验。

（2）B超对输卵管卵巢脓肿、盆腔积脓的诊断有价值，可以发现盆腔不同部位的囊肿。

（3）为了明确诊断或考虑手术治疗时，可进行腹腔镜检查。

（五）诊断要点

（1）病史：常有分娩、流产、宫腔手术、经期性交等诱因。有畏寒发热、下腹疼痛、下坠感、腰酸，阴道排液增多，呈血性、脓性或水样白带。

（2）检查：压痛明显，有包块或增厚。压痛和病灶视病变的主要部位而定。急性输卵管炎、输卵管积脓、输卵管卵巢脓肿时，有双侧下腹压痛、畏寒、发热，体温可达39～40℃，白带增多，有时伴有尿急、尿频，或有腹泻、恶心等症状；有下腹压痛、肌紧张、宫颈举痛、附件压痛，输卵管增粗或形成积脓的包块。急性盆腔结缔组织炎时，有寒战、高热、头痛、腹痛。常在分娩后7～10天时出现产褥感染的症状。炎症自盆腔腹膜扩散时，腹痛加剧，并向臀部及下肢放射。腹部检查时，下腹部肌紧张、弥漫性压痛，阴道检查子宫不活动，宫旁组织明显有片状增厚，有压痛；当有脓肿形成时，可于三合诊检查时触及有波动感的触痛包块。急性盆腔腹膜炎时，患者有高热、脉速、痉挛样下腹持续疼痛，常伴有恶心、呕吐、排尿排便疼痛、腹泻或便秘；有腹肌紧张、压痛及反跳痛。阴道检查宫颈举痛明显，常因疼痛剧烈而拒检，阴道后穹隆触痛明显，但无明显包块可及。

（3）白细胞总数及中性粒细胞显著增高。

（六）鉴别诊断

1.急性阑尾炎

主要是麦氏点的疼痛，一般局限在右下腹，通常不会有双下侧腹痛。

2.输卵管妊娠流产或破裂

往往有停经史，尿妊娠试验绝大多数情况下为阳性。

3.卵巢囊肿蒂扭转或破裂

多数有卵巢囊肿病史，然后突然出现腹痛。一般疼痛局限在一侧下腹部，在初期多缺乏炎症所具有的体温升高和外周血白细胞升高的特点。

（七）治疗

1.一般治疗

卧床休息，半卧位有利于脓液积聚于子宫直肠陷凹而使炎症局限，尽量减少不必要的妇科检查，以免炎症扩散；给予对症处理，若有高热采用物理降温，腹胀可给胃肠减压，加强营养，纠正电解质紊乱和酸碱平衡，必要时少量输血。

2.抗感染治疗

常选用联合用药。①青霉素或红霉素与氨基糖苷类药物及甲硝唑联合应用。青霉素 240 万～1000 万 U/d 静脉滴注，病情好转后改为 120 万～240 万 U/d；红霉素 1～2g/d，分 3～4 次静脉滴注；庆大霉素 16 万～24 万 U，分 2～3 次静脉滴注；甲硝唑注射液 250mg，静脉滴注每次 8 小时，病情改善后改为口服 400mg，每日 3 次。②第 1 代头孢菌素与甲硝唑联合：头孢噻吩 2g/d，分 4 次肌内注射；头孢唑啉每次 0.5～1g，静脉滴注，每日 2～4 次；甲硝唑用法同上。另外，还有第 2 代、第 3 代头孢等广谱抗生素可根据药物敏感试验选择使用。

3.中药治疗

清热解毒，凉血化瘀。可用银翘解毒汤加减。

4.手术治疗

经药物治疗 48～72 小时，体温持续不降，中毒症状加重或肿块增大者，应及时手术，输卵管脓肿或输卵管卵巢脓肿，经药物治疗，肿块仍未消失和有感染扩散的迹象，可手术治疗；若患者突然腹痛加剧，伴有寒战、高热、恶心、呕吐、腹胀、腹痛拒按、腹膜炎及中毒性休克等表现，需立即剖腹探查，有效引流。

二、慢性盆腔炎

慢性盆腔炎（CPID）常为急性盆腔炎治疗不彻底或因患者体质较弱，病程迁延所致，有时可无急性炎症病史。慢性盆腔炎病情较顽固，当机体抵抗力弱时，可急性发作。

（一）病因

（1）慢性盆腔炎常为急性盆腔炎未能彻底治疗或患者体质较差、病程迁延所致。

（2）也可无急性盆腔炎病史，如沙眼衣原体感染引起输卵管炎。慢性盆腔炎病情较顽固，当机体抵抗力较差，可急性发作。

（3）常发生于产后、流产后或剖宫产后，也可见于绝经后妇女。

（二）病理

1.慢性输卵管炎与输卵管积水

慢性输卵管炎与输卵管积水最常见，多为双侧，输卵管增粗，管腔常粘连，伞端闭锁，并与周围组织粘连。当输卵管伞部和峡部粘连闭锁时，浆液性渗出物即积聚而形成输卵管积水。积水的输卵管表面光滑，形似腊肠或曲颈的蒸馏瓶状，卷曲向后，游离或与周围组织粘连。

2.输卵管卵巢炎与输卵管卵巢囊肿

输卵管炎症常波及卵巢并发生粘连，形成输卵管卵巢炎。当输卵管积水贯通卵巢，则形成输卵管卵巢囊肿，也可由输卵管卵巢脓肿的脓液吸收而成。

3.慢性盆腔炎结缔组织炎

炎症蔓延至宫旁结缔组织和子宫骶骨韧带等处，使纤维组织增生变硬，子宫常被粘连牵向一侧或固定不动，形成冰冻骨盆。

（三）临床表现

1.症状

（1）全身症状不明显，有时仅有低热。病程时间较长，部分患者可出现精神不振、失眠、全身不适等。

（2）慢性炎症可致盆腔充血，常引起下腹部坠胀感和牵拉感、疼痛及腰骶部酸痛，常于劳累、性交后及月经前后加重。

（3）由于盆腔瘀血，常有经量增多；卵巢功能损害时可致月经失调及痛经；输卵管粘连阻塞时可导致不孕。

2.体征

子宫常呈后位或偏向一侧，活动受限或粘连固定。若为输卵管炎，可触及增粗的输卵管呈条索状，并有轻微压痛；若形成输卵管积水或输卵管卵巢囊肿，则可在盆腔一侧或两侧触到囊性肿物，多粘连于子宫侧后方较低的部位，固定不动；若为盆腔结缔组织炎，子宫一侧或两侧有片状增厚、压痛，子宫骶骨韧带增粗、变硬，压痛明显。

（四）辅助检查

1.B 超检查

可发现有输卵管积水或输卵管卵巢囊肿（附件囊肿）及炎性包块。

2.腹腔镜检查

可清晰地了解盆腔是否有炎性病变，协助鉴别诊断。

（五）诊断

有急性盆腔炎病史或症状、体征明显者不难诊断；无明显急性盆腔炎病史及临床表现不明显的病例诊断必须慎重。应注意与子宫内膜异位症、陈旧性异位妊娠、盆腔结核、卵巢肿瘤等鉴别。确诊有困难者，可借助辅助检查，如 B 超、盆腔 CT、磁共振成像等，必要时可行腹腔镜检查或剖腹探查。

（六）治疗

治疗原则：采取综合措施，积极合理治疗。尽量保留卵巢功能，为不孕患者争取受孕机会，取得根治效果。

1.一般治疗

为患者解除思想顾虑和精神压力，指导患者增加营养，适当锻炼，增强战胜疾病的信心。

2.应用抗生素

对局部压痛明显、急性或亚急性发作者，可采用抗生素。常用药物有青霉素、头孢菌素与甲硝唑合用。给药途径可以静脉给药或口服。同时给糜蛋白酶 5mg 或玻璃酸酶（透明质酸酶）1500U，肌内注射，隔日 1 次，5～10 次为 1 个疗程，可松解粘连，促进炎症吸收。必要时用抗生素的同时口服泼尼松 5mg 或地塞米松 0.75mg，每日 4 次，每周减药 1 次，4 周为 1 个疗程；也可采用经腹穿刺注药治疗，穿刺点取左髂前上棘与脐连线中外 1/3 交界处，留置硬膜外导管 1 枚，取甲硝唑 250mL、庆大霉素 24 万 U、糜蛋白酶 4000U、地塞米松 5mg，经导管注入，每日 1 次，7～10 天为 1 个疗程。

3.物理疗法

常用的物理疗法有短波、超短波、离子透入（可加各种药物，如青霉素、链霉素）等。一般主张与抗生素同时应用。其为利用湿热的良性刺激促进盆腔局部血液循环，改善组织的营养状态，提高新陈代谢以利于炎症的吸收和消退。

4.手术治疗

有肿块如输卵管积水或输卵管卵巢囊肿，长期非手术治疗无效而症状明显或反复性发作者可手术切除病灶；年龄大无生育要求者可行全子宫切除术及双侧附件切除术。

第五章 骨科疾病

第一节 手部骨折与脱位

一、拇指腕掌关节脱位

（一）应用解剖及发病机制

拇指腕掌关节位于第 1 掌骨基底和大多角骨之间，由两个相互对应的鞍状关节面所组成。冠状面观，第 1 掌骨基底关节面隆凸；矢状面观凹陷。大多角骨远侧关节面的形状则与之相反，但曲率稍有减少。拇指腕掌关节的关节囊和韧带厚而松弛，关节面并不贴合，故关节的活动范围较大，除屈－伸、内收－外展、回旋外，还有轴向旋转运动，即第 1 掌骨随着关节屈－伸而呈现旋前－旋后运动。

关节周围的韧带共有 4 条：外侧韧带较宽，起、止于大多角骨和第 1 掌骨基底的外侧部。掌侧韧带起自大多角骨结节，然后向远侧斜行止于第 1 掌骨基底的掌尺侧结节。桡背侧韧带也为斜行韧带，起自大多角骨背侧部，止在第 1 掌骨基底掌尺侧结节。第 1 掌骨间韧带很短，起自第 2 掌骨基底桡背侧部，呈扇面状，有纤维与掌、背侧韧带汇合，止在第 1 掌骨基底掌尺侧结节，此韧带有制约第 1 掌骨基底向桡侧脱位的作用。但也有人认为，掌侧韧带对第 1 腕掌关节的稳定更重要。根据 Strauch、Behrman 和 Rosenwasser 的尸体研究结果，桡背侧韧带和掌侧韧带是防止脱位的最重要韧带。

单纯的腕掌关节脱位较少见，临床上见到的多为半脱位。当第 1 掌骨处于轻度屈曲位时，作用其上的纵向暴力可使掌骨基底向桡背侧脱位。有时，可并发掌侧基底撕脱骨折。但是由于有掌侧韧带和第 1 掌骨间韧带的附着和牵拉，基底掌侧部相对稳定，这一纵向暴力更易导致掌侧基底骨折，即 Bennett 骨折-脱位。

（二）临床表现及诊断

由于导致腕掌关节脱位的暴力常较强大，容易合并掌骨骨折，因此容易漏诊腕掌关节脱位，应予以注意。其诊断依据如下。

1.腕部有受伤史，拇指背侧肿胀明显，活动受限。

2.拇指背侧有明显的压痛点。

3.X线检查需要进行后前位、侧位及斜位摄片。摄片常可发现脱位、半脱位、骨折等表现。拇指腕掌关节由于退行性改变，可发生半脱位。检查可发现腕掌关节异常活动，X线摄片可发现骨关节炎表现。

（三）治疗

急性单纯性脱位，予以纵向牵引和掌向推挤掌骨基底，可以很容易地复位，然后经皮穿针将关节固定于充分旋前位，再用拇"人"字管形石膏作制动。6周后，去石膏、拔针，开始主动活动。但拔针后仍有个别患者会再次发生脱位或半脱位。因此，拔针后还应佩戴保护性石膏4～6周，活动锻炼也应循序渐进，不可操之过急。

陈旧性半脱位，应做切开复位和韧带重建。在第1掌骨近端1/2处沿大鱼际肌桡侧缘作纵形切口，在腕远侧横纹处弯向尺侧，然后再沿桡侧腕屈肌腱向前臂延伸，止于腕上2～3cm处。从骨膜下显露第1掌骨基底侧面、骨膜外显露大多角骨掌侧部，显露和游离桡侧腕屈肌腱，在前臂远端将肌腱的桡侧半切断并向远侧劈裂，使其成为远端附着在第2掌骨基底、近侧端游离、长约6cm的腱条。将脱位的掌骨复位，然后用细克氏针将拇指固定于功能位，但要注意针的位置对后面所要进行的钻孔不要有妨碍。用直径2.5mm的钻头由第1掌骨基底背侧（拇短伸肌腱止点尺侧）向掌侧钻孔，将预制好的腱条由背侧口引出，经拇长展肌腱的深面绕到腕关节掌侧并抽紧，然后将腱条与出口处的骨膜、拇短伸肌腱止点缝合在一起。在接近止点处将腱条绕经桡侧腕屈肌腱的尺侧半，抽紧后折回，与第1掌骨基底骨膜、韧带缝合在一起。术后，予以石膏托外固定。4周后，去除固定物，开始进行主动活动。并发创伤性或退行性关节炎的脱位，可做关节成形或融合术。

二、拇指掌骨骨折

（一）应用解剖及发病机制

第 1 掌骨是掌骨中最短、最粗的掌骨，分头、颈、干和基底四部分。但与其他掌骨比，头的曲率小，关节面宽阔，横径大于前后径。掌骨干短而粗，内、外侧面分别有第 1 背侧骨间肌、拇对掌肌附着。基底粗糙宽大，与大多角骨构成第 1 腕掌关节。其桡侧有拇长展肌腱附着，尺侧有拇短屈肌腱和第 1 背侧骨间肌附着。四面还有韧带加强。

第 1 掌骨的次级骨化中心位于掌骨近端，而其他掌骨则是位于远端。它与初级骨化中心愈合的时间也较其他掌骨晚 1 年左右。

第 1 掌骨骨折多发生于掌骨的近端，分关节内与关节外 2 种。前者包括有 Bennett 骨折和 Rolando 骨折。

1.Bennett 骨折又称 Bennett 骨折-脱位，因为同时合并有腕掌关节脱位。Bennett 于 1882 年最先描述。当第 1 掌骨处于轻度屈位时，作用其上的纵向暴力可使基底向近、背侧移动并与大多角骨撞击，由此可导致基底骨折。骨折线偏于掌侧，断面近乎与掌骨纵轴附着，留在原位不动或有轻微的旋转。而背侧骨折块，即第 1 掌骨，则在拇长展肌腱和拇收肌的协同作用下向桡背移位，第 1 腕掌关节呈现背侧脱位。掌侧骨折块通常小于基底关节面 1/3。

2.Rolando 骨折有别于 Bennett 骨折-脱位，较少见，为 Rolando 在 1910 年最先描述。骨折线呈 "T" 或 "Y" 形，基底碎成 3 块或多块，预后较差。从形态上看，Rolando 骨折更像是粉碎型的 Bennett 骨折，除了掌侧基底与骨干分离之外，背侧基底也与掌骨干分离。

3.关节外骨折关节外骨折较常见，治疗也相对简单。骨折线有横形和斜形之分，但均不与关节相通。后者需注意与 Bennett 骨折相区别。远侧骨折段在拇长屈肌腱和拇收肌的牵拉下向掌尺侧倾斜，近侧段由拇长展肌腱牵向桡骨侧，致使骨折呈现向桡骨成角移位。

（二）临床表现及诊断

临床上常表现拇指活动受限、疼痛以及手的捏、抓无力。检查可见局部肿胀、疼痛和压痛，拇指内收—外展和对掌运动受限。通过 X 线平片检查可明确骨折类型。

（三）治疗

1.Bennett 骨折治疗 Bennett 骨折-脱位的方法有 20 余种，绝大多数为非手术疗法。

牵引和外展第 1 掌骨，同时向掌侧按压掌骨基底背侧，骨折及脱位极易复位，但放松牵引后也极易再脱位。因此，应先在掌骨基底背侧置放一个软垫，然后做短臂拇"人"字管形石膏，在石膏硬化前予以闭合复位，同时塑形石膏使其与肢体均匀贴合，将第 1 掌骨固定在外展位，利用突出的软垫抵住脱位趋势、维持复位到愈合。也有些学者设计了各种各样的支具，通过皮牵引或骨牵引来防止掌骨基底背向滑脱，同时维持第 1 掌骨于外展位。还有些学者认为，将第 1 掌骨固定在内收位不是外展位，会有利于骨折复位的维持。

闭合复位虽然容易，但要使关节面对合平整无台阶并靠外固定物维持这一位置到骨折愈合却非易事。因此，在闭合复位成功之后穿针做内固定，不失为一种值得推荐的治疗方法。具体步骤是牵引、外展掌骨做闭合复位，如果关节面光滑平整、无明显的台阶，可在影像增强器监视下经皮穿 1 根或 2 根针将两骨折块固定在一起。若掌侧骨块较小，可穿针至大多角骨，维持复位到愈合。术后，用短臂拇"人"字管形石膏做外固定，4～6 周后拔针、开始功能锻炼。如果闭合复位后关节面仍有明显的台阶，则需行切开复位内固定，在第 1 掌骨桡背侧面沿大鱼际肌桡侧和近侧边缘做"L"形切口，从骨膜外显露骨折及第 1 腕掌关节，切开桡侧关节囊，在直视下复位直至关节面光滑平整无台阶，并用布巾钳做暂时固定，然后钻入加压镙丝钉。如果掌侧骨折块较小，可使用克氏针做固定，并将其中 1 根穿至大多角骨或小多角骨，以增加固定的稳定度。关闭切口前，应仔细修复关节囊。使用加压螺丝钉做内固定，次日即可开始进行适量的主动活动，但应佩戴保护性的外固定物至骨折愈合。用克氏针固定，还需用拇"人"字管形石膏做加强。4～6 周后拔针、开始主动活动。

有文献报道，Bennett 骨折-脱位即使复位不良，畸形愈合后拇指功能障碍也并不十分严重。但解剖位愈合可减少创伤性关节炎发生的机会，有利于关节运动功能的恢复，因此在条件允许的情况下还应以此为治疗标准。

2.Rolando 骨折治疗主要是依据骨折块的粉碎程度和移位幅度而定。骨折块较多，无法使用内固定，可行闭合复位外固定。单纯的拇"人"字管形石膏固定或皮牵引治疗，难以获得满意效果，尽可能不用，而用骨牵引或外固定架来维持复位。如果骨折块小而多，可在牵引一段时间之后待局部肿、痛消退，早期开始主动活动，以便能利用关节囊、大多角骨关节面引导及模板作用，使破损的基底关节面重新塑形。如果骨折块较大，可行切开复位，用螺丝钉、钢板或克氏针做固定，入路同 Bennett 骨折。

3.关节外骨折外展和背伸远侧骨折段通常可使横形骨折闭合复位，然后用短臂拇"人"字管形石膏固定 4 周。固定时应避免掌指关节过伸，不然会导致远侧骨折段屈曲。如果骨折相互嵌插，成角移位难于矫正，或解剖复位后难于维持，不要急于手术治疗。因为第 1 掌骨即便有 20°～30°成角畸形，除外观局部隆起外，多无明显的运动功能障碍。

斜形骨折的稳定性较差，闭合复位之后如果用短臂拇"人"字管形石膏不能维持位置，可经皮穿针做内固定。

三、拇指掌指关节脱位及韧带损伤

（一）应用解剖及发病机制

拇指掌指关节是由近节指骨基底、掌骨头、掌板、桡尺侧籽骨、侧副韧带、副侧副韧带和关节囊所组成的多轴关节，具有屈—伸、内收—外展、回旋和旋转运动。但由于掌骨头横径大、关节面宽阔，侧方偏斜运动的幅度明显小于手指的掌指关节。掌骨头略呈四边形，曲率小，横径大于前后径，掌侧关节面内有 2 个与籽骨成关节的小面。这 2 个小面有时突出，在关节背侧脱位后可影响掌板恢复原位。籽骨一般为 2 个，分别位于掌板的桡、尺侧并接受拇短屈肌和拇收肌的抵止。侧副韧带起自掌骨头的侧方，止在近节指骨基底侧方。关节屈曲时，韧带紧张，伸直时松弛，是维持关节侧方稳定的重要结构。副侧副韧带薄而平，由掌骨头止于掌板和籽骨。在关节尺侧，拇收肌腱止于尺侧籽骨和近节指骨基底的尺侧，并有部分纤维加入指背腱膜的尺侧扩展部。在桡侧，拇短展肌腱和拇短屈肌腱除了止于桡侧籽骨和近节指骨基底桡侧，也有部分纤维并入指背腱膜的桡侧扩展部。这些结构对关节的稳定也有一定的作用。

拇指掌指关节损伤有尺侧侧副韧带损伤、桡侧侧副韧带损伤和关节脱位 3 种类型。

1.尺侧侧副韧带损伤拇指掌指关节过度桡偏和背伸的暴力,常会导致尺侧侧副韧带及掌板的不全性断裂或完全性断裂。断裂多发生于指骨基底附着部，有时可并发基底撕脱骨折。侧副韧带断裂后，指背腱膜的尺侧扩张部往往会置于断端间，妨碍韧带愈合。过去英国狩猎场的看护人，常有拇指掌指关节尺侧侧副韧带慢性损伤，与他们经常徒手宰杀小猎物的职业习惯有着密切的关联。因此，Campbell 将此种损伤称之为狩猎场看护者拇指。以后，这一名称的含义扩大，泛指尺侧侧副韧带的各种损伤，其中也包括韧带的急性损伤。有些学者认为使用滑雪者拇指来表示尺侧侧副韧带的急性损伤似乎更贴切，因为滑雪杖与拇指的撞击是其常见的原因。

2.桡侧侧副韧带损伤较少见。多为门挤压或竞技暴力所致。

3.掌指关节脱位远比手指关节脱位多见。背侧脱位多于掌侧脱位。背侧脱位，常为关节过伸暴力所致。掌板多从膜部撕裂，并随指骨一起向掌骨头背侧移位。当其置于指骨基底和掌骨头之间时，闭合复位极难成功。桡、尺侧侧副韧带常不断裂，而是随着指骨基底滑向背侧。但是如果损伤时暴力偏向一边，也可导致一侧韧带断裂。往往并发侧副韧带损伤。掌侧脱位极罕见。

（二）临床表现及诊断

1.尺侧侧副韧带损伤伤后，关节尺侧肿胀、疼痛及压痛显著，关节运动受限。将掌指关节被动桡偏，运动幅度如果明显增加（大于健侧10°），提示韧带完全断裂。否则，可能是不全性断裂。这项应力检查应在局部浸润麻醉后进行，以免因疼痛、肌肉痉挛限制关节偏斜而使结果呈现假阴性。此外，还应做双侧对比，以减少个体差异的影响。除了在掌指关节伸直时做侧方偏斜应力检查,还要在屈曲时做,因为侧副韧带在关节处于伸直位时是松弛的,关节的侧方稳定还有周围其他结构的支持,不易确定侧副韧带是否断裂。尺侧侧副韧带断裂后,拍拇指应力位平片可见掌指关节尺侧间隙增宽,关节面不平行。在实施应力位平片检查之前,应做常规平片检查,以免不知道有骨折存在而使之移位。与韧带损伤并发的骨折,多为近节指骨基底部的撕脱骨折、骨折块大小不等。利用掌指关节造影和关节镜来诊断侧副韧带损伤,虽有报道,但似乎无明显的临床意义。

2.桡侧侧副韧带损伤损伤局部有肿胀、疼痛和压痛。予以关节尺向外力可见关节尺偏运动幅度增加。

3.掌指关节脱位简单性脱位,又称半脱位,掌指关节常常呈现过伸畸形,即不能主动屈曲,也不能被动屈曲。X线侧位平片可见近节指骨基底坐落在掌骨头背侧,与掌骨头关节面仍有接触,掌侧间隙稍有增宽。复杂性脱位,近节指骨长轴差不多与掌骨平行,只有轻度过伸,而且可在大鱼际远端掌侧皮肤见一凹陷,是关节向背侧牵拉掌腱膜及皮肤所致。主动和被动屈曲均受限。平片上可见掌指关节间隙明显增宽,其内有籽骨影。完全脱位,局部可扪及压痛,常规正位、侧位X线摄片可发现脱位。必要时可做关节造影。

(三)治疗

1.尺侧侧副韧带损伤急性不全性断裂:不需手术治疗,仅短臂拇"人"字管形石膏将掌指关节固定在稍屈位4～6周即可。固定期的长短,与损伤的严重程度成正比。

急性完全性断裂:应及时进行手术修复。如合并有撕脱骨折,无论骨折有无移位,都应做手术探查和修复。在关节尺背侧做纵向弧形切口,切断拇收肌与指背腱膜的连接,显露损伤的韧带。如果断裂发生于韧带的实质,可用丝线做褥式缝合进行修复,并使关节处于轻度屈曲位。若损伤为指骨基底附着部的撕脱,可做钢丝抽出缝合重建韧带止点。小的撕脱骨折块可以切除,使韧带断端与骨缺损直接对合。撕脱骨折块较大时,可用克氏针做固定,恢复韧带的原有张力。有时,骨折块很大,约占基底关节面的 1/3，同时也有韧带断裂，这种骨折不属撕脱骨折，而是为剪式应力所致的骨折。手术时，除了缝合修复断裂的韧带之外，也还要用克氏针或钢丝固定骨折。关闭切口前，吻合指背腱膜尺侧扩展部的断端。术后予以短臂拇"人"字管形石膏固定 5～6 周。

陈旧不全性断裂：单纯的不全性断裂常常被忽略，直到疼痛症状加重时才来就诊。被动活动如果没有关节不稳现象，可先石膏制动 4 周，以后再予以理疗。数月后症状可能逐渐消退。

陈旧完全性断裂：如果无创伤性关节炎，关节运动良好，可行韧带重建，入路同上。充分暴露掌骨头和指骨基底后，在尺侧面距关节面 0.5cm 处，各打一个横行穿透掌骨和指骨的孔洞，然后将游离的掌长肌腱穿行于内，两断端在尺侧抽出和稍拉紧后做重叠缝合。短臂拇人字管形石膏固定 5～6 周后，开始功能锻炼。术后关节屈曲活动可能会有所减少。有创伤性关节炎的陈旧断裂宜做关节融合术。

2.桡侧侧副韧带损伤急性损伤的治疗与尺侧韧带损伤相同。正常时，由于桡侧受力较尺侧小，因而疗效也较好。陈旧损伤，可将拇展短肌止点前移 1cm，使其止于拇指基底的桡侧，用以维持关节桡侧的稳定。

3.掌指关节脱位简单性背侧脱位，闭合复位多可获得成功。被动屈曲腕关节和拇指指间关节，放松拇长屈肌腱，然后背伸掌指关节并由背侧向远侧推挤近节指骨基底，同时屈曲掌指关节直到复位。复位开始即施以纵向牵引。复位后用石膏托将掌指关节固定于屈曲位 3 周。过早的锻炼可干扰掌板的愈合，使掌指关节出现过伸不稳。在实施固定之前，应仔细检查有无侧副韧带损伤，如有断裂，应同时予以处理。掌骨头掌侧与籽骨相对的小关节面有时凸起，可阻挡撕裂的掌板回复原位，导致闭合复位失败，此时，手术治疗不可避免。

复杂性背侧脱位，闭合复位极难成功，但还是应在手术室臂丛麻醉完全后先试行两次闭合复位，失败后再行切开复位。切开复位多采用拇指桡侧纵行切口，在掌板与侧副韧带结合部做纵行切开，当把掌板撬拨原位，脱位会随之复位。术后固定同上。急性脱位因诊治延误而变为陈旧脱位的情形并非少见。此时，如果患者要求改善功能，切开复位是唯一可供选择的治疗方法。

掌侧脱位，治疗以切开复位为主。

四、腕掌关节脱位

（一）应用解剖及发病机制

腕掌关节由第 1～5 掌骨基底与远侧列腕骨构成。由于掌骨是 5 个，远侧列腕骨是 4 块，因此腕掌关节的构成不像掌指关节那样是一对一的结构。第 1 掌骨底为前后凹面的关节面，在桡侧方向是一个凸面。与其相对应的大多角骨关节面为前后凸的关节面，而桡侧方向为凹面，形成鞍状关节。第二腕掌关节由第 2 掌骨底与相对应的大、小多角骨构成，第 2 掌骨底尺侧还与第 3 掌骨桡侧相关节。第三腕掌关节由第 3 掌骨底与相对应的头状骨构成。第四腕掌关节由第 4 掌骨底与相对应的头状骨尺侧及钩骨桡侧构成。第五腕掌关节由第 5 掌骨底与钩骨桡侧构成，亦为鞍状关节。

第一腕掌关节囊肥厚，较松弛，包绕关节骨结构周围。关节周围有韧带附着，以增加关节的稳定性。位于关节前、后方有掌、背侧韧带；位于桡侧方有桡侧腕掌韧带；位于第 1、第 2 掌骨间有骨间前、后韧带。有松弛的关节囊及坚强的韧带保证了第一腕掌关节的灵活性及稳定性。

第二至第四腕掌关节关节囊较紧张，第五腕掌关节囊较松弛。各腕掌关节均有腕掌侧及背侧韧带增强。掌骨间有骨间韧带连接，使各腕掌关节稳定。

第一腕掌关节为鞍状关节，可做屈、伸、收、展及旋转运动。第二至第四腕掌关节为微动关节。第五腕掌关节为鞍状关节，关节囊较为松弛，可有 25°～30° 的屈伸活动范围。

由于腕掌关节较为稳定，所以只有较强大的暴力才能使其发生脱位及韧带损伤。腕掌关节处的直接暴力损伤常导致关节外的骨折，较少出现关节囊破裂，且关节稳定。间接暴力可引起关节内骨折脱位，且关节不稳定。沿第五掌骨纵轴的纵向暴力，可导致第五腕掌关节的不稳定骨折脱位，可发生第二至第五单个腕掌关节脱位，也可发生 4

个关节同时脱位，还可同时发生多处骨折及手部软组织损伤。

（二）临床表现及诊断

由于导致腕掌关节脱位的暴力常较强大，经常合并多处骨折，从而容易遗漏腕掌关节脱位的诊断，应引起广大骨科医生的注意。

临床上常有外伤病史，表现为腕部肿胀明显，而手的畸形不明显。腕背有明确的局限性的压痛点。X 线检查有助诊断，后前位片上腕掌关节面平行排列关系的丧失提示存在这种损伤。必要时行 CT 检查。腕掌关节脱位可合并指伸肌腱损伤、正中神经损伤，第五腕掌关节脱位可合并尺神经损伤，并有可能出现血循环障碍，在进行诊断时应特别注意。

（三）治疗

腕掌关节脱位如能早期发现，手法复位比较容易，为防止出现再脱位，常需要克氏针固定。对闭合复位失败者，Lawlis 与 Gunther 提倡的切开复位与克氏针固定十分有用，他们报道了 15 例切开复位内固定的病人，平均随访 6.5 年，13 例疗效佳。他们认为这种方法优于闭合复位和经皮穿针固定，因为它既可以获得较好的复位，又避免了钉住肌腱。如脱位发现较晚，则需要切开复位，有时必须切除掌骨近端，融合腕掌关节。

五、掌骨骨折

（一）应用解剖及发病机制

掌骨为小管状骨，有 5 块，每块分底、体、头 3 部分。

1.底为近侧端的膨大，其近侧面与远侧列腕骨相关节，构成腕掌关节，但关节面不相一致，第 1、第 3、第 5 掌骨仅与一个腕骨相接，第 2 掌骨与大、小多角骨和头状骨相接，第 4 掌骨与头状骨和钩骨相接。因此，头状骨有与 2～4 掌骨相接的关节面。第 1 掌骨底呈鞍状，与大多角骨形成拇指腕掌关节。掌骨底两侧则与相邻掌骨底相接，形成掌骨间关节，但第 1 掌骨除外。

2.体横断面呈三角形，前缘分前内侧面和前外侧面，第2、第4、第5掌骨前缘有骨间掌侧肌附着，第3掌骨前缘有拇收肌横头附着，5个掌骨体的毗邻缘有骨间背侧肌附着。掌骨体较细，受到剧烈冲击后有时可引起骨折，由于屈肌力量强大，骨折片常向背侧成角。

3.头圆形，其球形关节面与近节指骨底相接，成掌指关节。关节面大部分位于掌侧，小部分位于背侧，关节面前后方向的凸度较横向方向凸度大。当掌指关节屈曲时，近节指骨底滑向前方，掌骨头则露于外方，于体表可触及。

5个掌骨形状大小稍有差异。第1掌骨最短最粗，掌面凹陷，由一嵴分内外两面。外侧面较大，有拇指对掌肌附着；内侧面较小，可见滋养孔。背面宽广平滑。底为鞍状关节，外侧有小结节，有拇长展肌附着，内侧粗糙，有拇短屈肌附着。头的曲度较其他掌骨小，但横径最大，头掌面两侧，各有一隆起的关节面，与拇指的2个籽骨相接。

第2掌骨最长，底有3个关节面，分别与大、小多角骨和头状骨相接。底背侧面粗糙，有桡侧腕长、短伸肌附着；掌侧面有结节或嵴，有桡侧腕屈肌附着。体呈三棱柱状，稍弯向背侧。第3掌骨稍短于第2掌骨，底与头状骨相接，掌侧面粗糙，有拇收肌斜头和桡侧腕屈肌附着，背侧面有桡侧腕短伸肌附着。第4掌骨较短而细，底较窄，有二关节面与头状骨和钩骨相接。体较细，有3个骨间肌附着，外侧面有滋养孔。第5掌骨细而短，底关节面呈鞍状，与钩骨相接，掌面粗糙，有豆掌韧带附着，底的内面有一结节，有尺侧腕伸肌附着。

手的活动，作用力多集中在第1~3掌骨，第2掌骨的力量可经大多角骨、舟骨传递至桡骨，第3掌骨的力量可经头状骨、月骨传递至桡骨，而第4、第5掌骨的力量仅借头状骨经月骨间接传递至桡骨。掌骨的发育与上述功能有关。

掌骨骨折，可分掌骨头骨折、掌骨颈骨折、掌骨干骨折和基底骨折。其中，掌骨颈、掌骨干骨折最多见。

1.掌骨头骨折多为直接暴力所致，如握掌时掌骨头与物体的直接撞击等。但也有一部分骨折源于挤压伤、切割伤和扭转暴力。第2、第5掌骨头骨折发生率远远高于第3、第4掌骨，原因可能是它们位于手的边缘更容易遭受暴力作用。

2.掌骨颈骨折多发生在第5掌骨，其次是第2掌骨。多为作用于掌骨头的纵向暴力所致。掌骨头通常有近节指骨遮掩和保护，很少承受纵向暴力，但在手指屈曲呈握拳状后掌骨头凸出成为手的最远端，则易于遭受纵向暴力，导致颈部骨折。掌骨颈骨折很少出现侧方移位，但多有背向成角移位—掌侧皮质嵌插，远侧骨折段向掌侧弯曲。背向成角移位，若未矫正，凸向掌侧的掌骨头日后会在手握物时产生明显的不适感，握拳时手背侧掌骨头的隆凸也会因此而减小或消失。成角移位越大，不适症状越突出。

3.掌骨干骨折多发生于第3、第4掌骨，有横形、斜形、螺旋和粉碎骨折之分，可呈现短缩、背向成角和旋转移位。严重的短缩畸形可使手指屈、伸肌和骨间肌张力失调，影响手指伸直。背向成角畸形虽然对手功能影响不大，但有碍手背外观，有时也可引发肌腱自发性断裂，往往需要二次手术修整。旋转畸形可变更手指运动方向，妨碍手指屈曲握拳。

横形骨折 多为直接暴力所致。因骨间肌作用，骨折通常呈现背向成角移位；斜形、螺旋形骨折，多为扭转暴力所致。短缩、旋转与成角移位并存，但前二种移位更显著。第3、第4掌骨干的斜形骨折，由于掌骨头深横韧带的牵制，短缩移位相对较轻。而第2、第5掌骨的短缩则相对较重，并常有明显的旋转移位。

粉碎性骨折常发生于挤压伤或贯通伤之后，多并发严重的软组织损伤。

4.掌骨基底骨折多由挤压等直接暴力所致。很少有侧方和短缩移位，但可有旋转移位发生。

（二）临床表现及诊断

局部可有肿胀、疼痛、压痛或畸形，关节运动受限。正、侧、斜位平片摄影检查通常可显示骨折线的走行，但对于隐匿性骨折还需行体层摄影或 CT 检查。

（三）治疗

第4、第5掌骨与头状骨、钩骨的连接较松弛,腕掌关节屈—伸运动幅度可达15°～

30°，对颈部背向成角畸形所造成的手握物功能障碍有缓解作用。所以，小于 40°的第 5、第 4 掌骨颈背向成角对手握物功能常无明显妨碍。骨折如果稳定，可无需复位，仅予以无名指、小指及腕掌侧石膏托固定：取腕关节功能位、掌指关节 50°～60°屈曲位、指间关节功能位即可。4 周后，去除外固定物开始功能锻炼。第 2、第 3 掌骨颈的背向成角移位应及时矫正，因为它们与远排腕骨连接紧密、彼此间无运动存在，无法缓解由成角畸形所引发的不适症状。

掌骨干骨折通常最好采用闭合方法治疗，如有多个掌骨骨折且伴有开放性软组织创伤时，则有内固定指征。复位时，矫正旋转移位最为重要。在骨折处穿入克氏针，从掌骨底的皮肤钻出；钻孔时将克氏针压成凸向掌侧的弓形，保持腕关节屈曲位，以便克氏针从腕背侧穿出。然后，将骨折复位，克氏针逆向钻入骨折远侧段，针尖在掌指关节近端停止。在皮下剪断克氏针近端。用夹板将腕关节固定于伸直位。掌骨颈骨折如果需要切开复位，也可采用类似的治疗方法。

适用于少数掌骨干骨折的另一个方法是经皮穿针。将掌指关节极度屈曲，用一根 1.5mm 克氏针穿入掌骨头，达到骨折处。在 C 型臂机的协助下，通过手压和手法调整克氏针，将骨折复位，如刚才所述将克氏针从腕背侧穿出。回抽克氏针，使其远端恰好位于掌指关节近侧。

掌骨干斜行骨折，如果骨折长度相对于掌骨干直径的 2 倍，可采用骨折块间螺钉固定。其优点包括剥离骨膜少和内固定凸起减少。建议保护骨折处 6 周。由于骨折达到解剖复位，X 线片上通常看不到骨折愈合的征象。

许多掌骨头关节内骨折需要切开复位与内固定，特别是在关节面移位、产生关节不匹配时。这些情况应该采用克氏针固定。有时，这些骨折可导致移位骨折块的缺血性坏死。在急性掌骨骨折中，钢板与螺丝钉的使用虽然有限，为了对每个具体病人的治疗作出合理的判断，医生应熟悉该项技术，并有相应的器械。然而，据报道这种治疗方法的并发症发生率高达 42%。

1.切开复位与钢板固定 根据 Hastings 的观点，掌骨钢板固定的指征为：①多发性骨折，可见到明显移位或伴有软组织损伤；②移位的横形、短斜形或短螺旋形骨折；③关节内和关节周围粉碎性骨折；④粉碎性骨折伴有缩短和（或）旋转畸形；⑤伴有骨质丢失或节段性骨缺损的骨折。

钢板固定需要复位，用克氏针或复位钳临时固定后，再使用钢板。暴露骨折面，以便解剖复位。与较易显露边缘的第2、第5掌骨相比，在第3、第4掌骨用复位钳临时固定则比较困难。在大多数情况下，现有的复位钳不适合将钢板夹持至骨折近端与远端进行临时固定。可由一位助手维持复位，选好的钢板根据掌骨背侧塑型。通过靠近骨折部的一个螺丝孔固定钢板，维持复位，再在骨折对侧第一个螺丝孔固定。

对横形骨折来说，当掌侧皮质支撑恢复后，将钢板用作背侧张力带钢板较为理想。采用2.7mm的动力性加压钢板（DCP）可达到良好的跨骨折线的加压效果；在稳定性骨折中，常用不太大的1/4管状钢板，也可通过偏心放置螺丝钉获得一定的加压。用3个手指的力量转动螺丝刀，最终拧紧这2个螺丝钉，拧入剩余的螺丝钉。

若要发挥张力带的作用，钢板必须准确地与掌骨背侧弓相匹配，或者稍超过，以便恢复前皮质支撑。如果没有前部皮质的支撑，钢板将会变弯和疲劳。有效地恢复前皮质支撑后，可保护钢板避免承受弯应力，而主要承受拉应力。短斜形和螺旋形骨折可使用骨折断端间的螺丝钉予以稳定，然后使用一个背侧钢板中和旋转应力。在使用"T"形或斜"L"形钢板时，应先固定钢板的侧臂或双臂，因为在侧臂（或双臂）中的螺丝钉将其下的骨折片向上牵拉至钢板时，可出现旋转畸形。对于关节内骨折，用1枚与钢板分开且垂直于骨折面的螺丝钉把2个关节骨折块拉到一起。可替代的方法是，在钢板的"T"形或"L"形部分的2枚螺钉可远离骨折部偏心置入，通过最终拧紧螺丝钉令两个骨折端加压。对于掌骨远端干骺端骨折，背侧钢板可能影响伸肌装置，使用2mm髁钢板，放置于桡背侧或尺背侧，穿过副韧带起点的背侧结节，可有效地避免这种影响。

使用钢板固定掌骨骨折时，在骨折的远侧和近侧，螺丝钉都应至少穿过4层骨皮质。钢板的选择必须根据具体情况而定。需要使用中和钢板固定的短斜形或螺旋形骨折，可用 1 个 1/4 管状钢板和 2.7mm 动力性加压钢板或 1 个 1/3 管状钢板固定，后者需要使用 3.5mm 螺丝钉，这种支撑钢板需要避免载荷并进行早期骨移植。

2.切开复位与螺丝钉固定在长斜形或螺旋形骨折以及移位的关节内骨折累及 25% 以上关节面者，可行单纯螺丝钉固定。

在局部血肿和软组织清创后，进行骨折复位。局限性骨膜剥离 1mm 或 2mm，足以保证解剖复位。用复位钳或克氏针临时固定，根据骨折的解剖特点决定螺丝钉放置的位置。只有当螺丝钉与骨长轴成 90° 时才能最好地对抗使掌骨变形和缩短的轴向压力。与骨折面成 90° 置放的螺丝钉可良好地对抗扭应力。抵抗轴向及扭转载荷的最佳折中方法是将螺丝钉置于一个角的平分线上，该角的一条边与骨折面成 90°，另一条边与骨长轴成 90°。骨折尖端附近的螺丝钉放置必须准确，以确保螺纹固定于皮质并避免皮质裂开。

2mm 螺丝钉适用于掌骨干骨折，而 2.7mm 螺丝钉对干骺端骨折更好。将螺丝钉头沉入骨质不仅能更好地分布载荷，还可消除螺丝钉头的突起。利用螺纹合适地抓持住远侧骨皮质，并可在近侧骨皮质的扩大钻孔内滑动，螺丝钉的扭转载荷可转化成轴向载荷，从而将 2 个骨折面加压在一起。掌骨头骨折通常可用 1 枚螺丝钉固定，而干骺端和骨干的骨折至少需要 2 枚螺丝钉固定。当骨折线长度是骨干直径的 2 倍时，单纯使用 2 枚或多枚螺丝钉即可达到稳固的固定。由于单纯螺丝钉固定不能提供足够的跨过短骨折线的旋转稳定性，所以应加用中和钢板或外固定。

3.微型髁钢板固定 Buchler 与 Fischer 建议采用微型髁钢板治疗掌骨和指骨的关节周围损伤。手术指征有 5 个：①急性骨折伴有部分或完全性屈肌腱断裂，需要一期肌腱缝合和术后早期活动者；伴有部分或完全性伸肌腱损伤，这些肌腱的功能尚好或需要修复，以承受早期张力性载荷者；伴有关节周围的损伤，由于其伴随软组织损伤的严重性和损伤部位，很可能发生关节僵硬者；②断指再植；③指骨或掌骨的干骺端截骨，特别是伴有关节囊切开或肌腱松解术时；④手指重建（骨成形、带蒂移植、游离复合组织转移）需要稳定的骨骼固定时；⑤关节融合术。禁忌证有 3 个：①未闭合的骶板附近；②关节骨折块窄于 6mm 时禁用 2mm 钢板，窄于 5mm 时禁用 1.5mm 钢板；③髁刃及螺丝钉将进入关节内，但进入掌骨头的背侧隐窝除外。

六、掌指关节脱位及韧带损伤

（一）应用解剖及发病机制

掌指关节由近节指骨基底、掌骨头、掌板、侧副韧带和副侧副韧带所组成，为双轴关节，具有屈－伸、内收－外展和一定量的回旋运动。其中，屈一伸运动度最大。

掌骨头近似球形体，为凸状关节面，与之相对的近节指骨基底则为凹状，曲率稍小于掌骨头关节面。侧副韧带及副韧带均位于掌骨头侧方，一同起自掌骨头背侧方的小凹内，然后斜行，分别止于近节指骨基底掌侧方和掌板侧方边缘。前者位于后者背侧，较强韧，呈索条状；后者较薄弱，呈片状，关节屈曲时可以皱起。掌板位于关节掌侧，远侧部较厚，为纤维软骨样组织所构成，附着在近节指骨基底侧缘；近侧部为疏松、柔软和有弹性的膜，止于掌骨颈的掌侧。掌板的膜部在关节过伸时伸长，屈曲时皱褶，以保证关节屈伸运动不受限制。手指关节的掌板藉掌骨深横韧带相互连接在一起。侧副韧带、副侧副韧带和掌板相互支持形成一个与掌骨头密切接触的"U"形结构体。它扩大了关节的运动范围，同时也为关节稳定提供了有力的支持。

横截面观，掌骨头背侧部的两侧凹陷，有侧副韧带和副侧副韧带附着，关节面较掌侧部窄。侧面观，掌骨头远侧关节面的曲率明显大于掌侧，掌骨头呈一偏心的轮廓，即远侧扁掌侧凸。这样，当关节屈－伸展运动时侧副韧带就会承受一种凸轮效应：关节伸直时，韧带松弛，关节可有侧方偏斜及回旋运动；屈曲时韧带起、止点间距增大，韧带变长并紧张，上述运动几近消失。长期处在松弛状态，韧带会逐渐挛缩并限制关节屈曲运动。因此，掌指关节固定应取屈曲位，避免取伸直位掌指关节的稳定源于骨间肌、侧副韧带、副侧副韧带和掌板的支持。骨间肌为动态稳定结构，后三者为静态稳定结构。

掌指关节屈－伸运动幅度通常是 90°～0°，可过伸 15°～25°。但屈曲运动度，各指并不相同，其中小指最大，示指最小。

损伤可分为侧副韧带损伤和掌指关节背侧脱位。侧副韧带损伤：由迫使掌指关节过度偏斜的暴力所致。多发生于桡侧韧带。掌指关节背侧脱位常由过伸暴力所致。掌板近端从掌骨颈部撕裂，近节指骨基底脱向掌骨头背侧。

（二）临床表现及诊断

侧副韧带损伤：受伤局部有疼痛、肿胀和压痛，关节运动受限。屈曲掌指关节或侧方偏斜牵拉受伤韧带，可使疼痛加重。侧副韧带断裂后，掌指关节稳定性虽然会有减弱，但在骨间肌及屈、伸肌腱保持完整的情况下，无不稳定表现。平片上有时可见掌骨头或近节指骨基底有撕脱骨折，多无其他异常发现。关节造影可提示韧带损伤所在。

掌指关节脱位：脱位的关节通常只呈轻度的过伸畸形，伤指偏向一侧并较其他手指稍微突向背侧，近侧指间关节轻度屈曲。掌指关节掌侧皮肤与其下的掌腱膜有纤维束相连，脱位后可因掌腱膜紧张，牵拉手掌皮肤而呈现小的凹陷。正位平片可见掌指关节间隙消失，斜位片关节间隙明显加宽，籽骨位于间隙内。

（三）治疗

1.侧副韧带损伤急性单纯损伤，可用石膏托将掌指关节固定在伸直位 3 周。若并发有较大的撕脱骨折块或骨折有 2～3mm 移位，应予以切开复位，修复损伤的韧带—用克氏针或钢丝固定骨折，重建韧带止点，恢复其原有的张力。

急性韧带损伤，由于关节无明显不稳定，常被误诊为扭挫伤而延误治疗。晚期除了疼痛外，还有无力感。在正规的非手术治疗 6 个月之后症状还无缓解，可行手术治疗。若发现侧副韧带从一端止点撕脱，且无明显短缩时，可用不锈钢丝做可抽出式缝合，将韧带缝合回原位。若韧带未断，但已被拉长变薄弱，可切除部分韧带，然后做端端缝合。若损伤韧带已严重瘢痕化，可彻底切除瘢痕以减轻疼痛。

2.掌指关节背侧脱位简单背侧脱位，检查时可见掌指关节 60°～90° 过伸位畸形。此时，屈曲腕关节和近侧指间关节，放松指屈肌腱，然后由背侧向远侧，掌侧推挤近节指骨基底，通常可使之复位。操作过程中，禁忌暴力和背向牵拉手指，以免关节面分离，掌板滑到掌骨头背侧，变简单脱位为复杂性脱位。在阻滞麻醉下，肌张力降低，可提高闭合复位的成功率。复位后，用背侧石膏托将掌指关节固定在 50°～70° 屈曲位，2 周后开始活动锻炼。

对复杂性脱位很难做到闭合复位，因掌板随指骨一起背移嵌压在掌骨头背侧，阻碍近节指骨基底回到原位。尽管如此，复杂脱位还是应先试行闭合复位，只有当闭合复位失败之后才考虑切开复位。闭合复位的方法同上所述。切开复位多采用侧弧形切口，即沿脱位关节的远侧掌横纹做横行切开。但如果并发掌骨头骨折，还是行背侧弧形切口，以便在矫正脱位的同时能很方便地处理骨折。掌侧皮肤切开时，注意不要损伤手指神经－血管束，因为它们在脱位后可由掌骨头的侧方移至掌侧，与皮肤接近，稍有疏忽即会损伤。切开皮肤后，再切断掌浅横韧带（掌腱膜横纤维）做进一步的显露。如果脱位发生在示指，可见蚓状肌位于掌骨头的桡侧，指深、浅屈肌腱在尺侧。若为小指，掌骨头的桡侧则为指深、浅屈肌腱和蚓状肌，尺侧为小指展肌腱。牵开上述即可见到从近侧端撕裂的掌板移位嵌压在掌骨头背侧，其两侧与掌深横韧带（掌板间韧带）相连处也常呈现不全性撕裂。掌板的张力通常较大，很难直接将其撬拨回位。因此，当掌板两侧无撕裂或裂隙较小时，可纵行切断它与掌骨深横韧带的连接以减小张力，然后再用小拉钩将其牵拉到掌骨头的掌侧，此时脱位也会随之复位。术后用背侧石膏托或支具控制掌指关节，防止过伸即可，不需绝对制动。

晚期复杂脱位，处理较困难，常需通过 2 个背侧切口，切除关节侧副韧带。复位后，运动功能恢复也多不够满意。

七、掌指关节交锁

（一）应用解剖及发病机制

掌指关节侧副韧带和副侧副韧带，起自掌骨头两侧的背侧结节，止于近节指骨基底两侧的结节以及掌板两侧的边缘部，由此形成一个包绕掌骨头关节面的"U"形结构体。这是一个骨—纤维性结构，底由掌板和近节指骨基底关节面组成，两侧壁则由侧副韧带和副侧副韧带构成。　"U"形结构体在掌骨头关节面上的滑动构成了掌指关节屈—伸运动的基础，任何可阻碍"U"形结构体滑动的病变，如关节内骨赘、关节囊箝闭在关节腔内等都可引起关节运动的突发障碍，即关节交锁。由此可知，掌指关节交锁源于"U"形结构体在掌骨头关节面滑动的受阻，原因既可是骨性的也可是软组织病变。

掌骨头是一个掌侧宽、背侧窄的双凸关节面，侧副韧带在关节屈曲时与掌骨头髁突接触密切，并由此向外膨突，使其紧张度进一步加大，导致"U"形结构体与掌骨头关节面两侧的接触更加紧密。因此，当掌指关节处于屈曲位时，"U"形结构体的运动极易受到关节内病变的干扰，诱发交锁的发生。这也就掌指关节交锁多发生在关节屈曲位，呈现伸直受限的主要原因。

（二）临床表现及诊断

根据病因，可将交锁分为原发、退行性变和创伤性3类。

1.原发性掌指关节交锁多因关节先天畸形所致。

（1）掌骨头掌面的桡侧纵行骨软骨嵴：与掌板内表浅的桡籽骨相互摩擦，导致"U"形结构体向前滑动受限。

（2）掌骨头远侧和掌侧关节面交界区横行软骨嵴：可使近节指骨基底关节面在掌骨头关节面上的滑动受阻。

（3）关节内纤维束带：桥接在掌板籽骨和侧副韧带之间，关节伸直时紧张，使籽骨嵌压在掌骨头掌侧的凹陷内不能前移。

（4）关节游离体：为中节短指骨畸形的伴发畸形。中心为骨组织，周围为软骨。可嵌塞在关节间隙内，阻碍关节的屈曲运动。

（5）掌板内面反折体、横行裂隙、膜状物：与掌骨头突出的髁部钩绊在一起，阻碍关节充分伸直。

（6）掌板内血管瘤：瘤体向关节内突出，嵌压在掌骨头掌侧凹陷内，造成关节伸直受限。X 线平片可见掌骨头掌侧骨皮质有压迹。

（7）掌骨头桡侧髁突过大：桡侧副韧带可钩绊在其近侧，妨碍关节伸直。

（8）桡侧关节囊内面掌背侧走行的索条：钩绊在掌骨桡侧髁突的近侧，阻碍关节伸直。

此类交锁多见于 50 岁以下的成人，女性多于男性，主要累及示指。交锁多是突然发生，无明确诱因。患者就诊前多有反复发作史和自行牵引按摩解锁史。除短指畸形外，其他畸形所致的交锁均发生在屈曲位，表现为掌指关节主、被动伸直运动受限，差 90°～20°到 0°位，而掌指关节屈曲和两指间关节的屈—伸运动正常。有时关节桡侧可有局限性压痛。X 线平片检查可见第 2 掌骨头桡侧髁突较大，可有桡侧籽骨、关节内游离体和短指畸形存在。但不少病例的 X 线平片无异常发现。体层摄影有助于明辨软骨及骨性畸形所在。

原发性交锁多发生于示指而少见于其他手指，原因可能是：①示指掌指关节掌板的桡侧缺少掌深横韧带的牵拉，较其他关节更易向尺侧偏移。②第 2、第 3 掌骨头桡侧髁，尤其是第 2 掌骨头桡侧髁，过大且高。这些均使示指"U"形结构体与第 2 掌头桡侧髁的接触远比其他手指密切，因此其运动也更易于受关节内微小变异或病变的影响，导致交锁的发生。

2.退行性掌指关节交锁多为关节炎晚期的畸形所致。

（1）骨性关节炎和类风湿关节炎：骨赘以及粗糙变形的关节面常可阻碍"U"形结构体的滑动。

（2）痛风性关节炎：尿酸盐结晶体阻碍关节运动。

退行性关节交锁多发生于 50 岁以上，主要累及中指。交锁发生突然，绝少能自行手法解锁。掌指关节屈曲多正常，而主、被动伸直受限。个别病例表现为关节固定在某一位置，既不能伸，也不能屈。两指间关节屈—伸运动正常。X 线平片检查可见关节面不光滑、变形中有骨赘生成。

据 Kessler 报告，中指掌指关节较其他手指易发生骨性关节炎。这也许是退行性关节交锁多累及中指的主要原因。

3.创伤性掌指关节交锁常有明确的外伤史，如过度背伸、过度屈曲等。有时，也可发生于扭伤或震伤之后。此类交锁即可在伤后急性发作，也可潜伏多时才缓慢而至。

（1）关节囊侧方撕裂：近侧部分钩绊在掌骨头上或撕裂部分箝入关节内腔。

（2）掌板撕裂。

（3）关节内骨折：早期可见骨折及骨折线，晚期则只见关节内游离体和骨缺损。

（4）骨折畸形愈合：导致关节面不规整。

关节有明显的活动痛和压痛，有时可见肿胀。关节即可交锁在屈曲位，表现为伸直受限；也可交锁在伸直位，表现为屈曲受限。X线平片检查可见关节内骨折或骨折畸形愈合。关节造影及 MRI 对诊断关节周边软组织损伤极有帮助。

掌指关节交锁是因关节内病变所致的突发运动障碍，诊断时需与指屈肌腱狭窄性腱鞘炎、指伸肌腱滑脱、掌指关节脱位及半脱位相鉴别。

（三）治疗

1.自然解锁此法成功率极低。交锁不能解除，应试行手法解锁或手术治疗。

2.闭合手法解锁原发性交锁的病人既往多有手法解锁史，所以可予以按摩和牵引做闭合解锁。但操作要轻柔，否则会加重损伤程度或导致关节内骨折。在关节腔内注入麻醉剂，使关节囊膨胀，有助于提高手法解锁的成功率。对于退行性和创伤性交锁，则以手术治疗为宜。

3.手术治疗病因不去除，即使此次解除交锁，但仍有复发的可能。因此，交锁应以手术治疗为佳。通常采用掌侧入路，在掌板与副侧副韧带结合处纵行切开，将阻碍"U"形结构体滑动的病变切除。病变清除要彻底，以免术后交锁复发。术后患指制动 1～3周，然后便可开始功能锻炼。

第二节　肩部创伤

一、肩部解剖及生理

肩部为上肢与躯干的连接部位，又称肩胛带。包括肩胛骨、锁骨、肱骨近端及其所构成的肩关节，并有关节囊、周围的肌腱和韧带及肌肉与之相连接，通过肌肉的舒缩来完成肩部的运动。这种结构特点使肩部具有较大的活动范围，并赋予上肢高度的灵活性。

（一）肩部骨骼

肩部骨骼包括锁骨、肩胛骨及肱骨近端。

1.锁骨

锁骨是一个"S"形长管状骨，内侧端与胸骨相连，外侧端与肩峰相连，全长均可在皮下摸到。外侧 1/3 上下扁平，内侧 1/3 较粗，呈三棱形，中 1/3 较细，中外侧 1/3 交界处较薄弱而易于骨折。

2.肩胛骨

肩胛骨形似底朝上的三角形扁平骨，盖于胸廓后外侧第 2 至第 7 肋骨之间。有上、内、外 3 个缘，上、下、外 3 个角和前后 2 个面。内侧缘薄长，与脊柱平行，又名脊柱缘。上缘的外侧有 1 个切迹，名肩胛切迹，其外侧有一向前弯曲的指状突起，名喙突。肩胛骨上、下角较薄，外侧角肥厚，末端有 1 个面向外的梨形关节面，称为肩胛盂，与肱骨形成盂肱关节。肩胛骨前面朝向肋骨，与胸壁形成可活动的假关节。肩胛骨后面的上 1/3 有一个横形的骨嵴，即肩胛冈。其将肩胛骨后面分为上部的冈上窝及下部的冈下窝，肩胛冈的外端为肩峰与锁骨连成的肩锁关节。

3.肱骨近端

肱骨近端可分为头、颈、大结节及小结节 4 个部分。肱骨头呈半球形，与肩胛盂相关节。肱骨头以下略缩窄，为解剖颈。颈的外方及前方各有 1 个骨性隆起，分别为大结节和小结节，均为肌肉附着点。两者之间为结节间沟，有肱二头肌长头通过。肱骨头关节面边缘与大小结节间有 1 个较宽的沟，称为外科颈，是肱骨近端最薄弱处。

（二）肩部关节囊和韧带

肩部有盂肱关节、肩锁关节、胸锁关节及肩胛骨与胸壁形成的假关节，具有广泛的活动范围。

1.盂肱关节

盂肱关节由肱骨头与肩胛盂构成，呈球窝状，为多轴关节，可做各向运动。肱骨头大，肩胛盂小，仅以肱骨头部分关节面与肩胛盂保持接触，关节囊较松弛，因此容易发生脱位。肩胛盂周围有纤维软骨构成的盂唇围绕，连同喙肱韧带、盂肱韧带和周围肌肉共同增强其稳定性。

2.肩锁关节

肩锁关节是由肩峰内侧缘和锁骨的肩峰端构成的 1 个凹面微动关节。关节囊薄弱，除有肩锁韧带加强外，喙肩、喙锁韧带以及周围肌群对肩锁关节的稳定具有一定作用。

3.胸锁关节

胸锁关节由锁骨的胸骨端与胸骨的锁骨切迹构成，呈鞍状，是球窝状关节。胸锁关节内有 1 个纤维软骨盘，关节囊坚韧，并有胸锁前后韧带和肋锁韧带加强。整个锁骨可以其自身的长轴为轴做少许旋转运动。

4.肩胸"关节"

肩胸"关节"是由肩胛骨与胸廓后壁之间形成的无关节结构的假关节。仅有丰富的肌肉组织联系，使肩胛骨通过胸锁关节和肩锁关节在胸壁上做旋转活动。其活动范围相当于上述两关节之和。

5.肩袖

肩袖又称旋转袖，由冈上肌腱、冈下肌腱、小圆肌腱、肩胛下肌腱联合组成，其肌纤维组织与关节囊紧密交织在一起，难以分割，并共同包绕肱骨头的前方和上方，另一头则止于肱骨解剖颈的上半部。其作用是把持肱骨头，使其抵住肩胛盂，而成为肩关节活动的支点。若肩袖受损，将影响肩的外展运动。

二、肩胛骨骨折

肩胛骨是一扁而宽的不规则骨，周围有较厚的肌肉包裹而不易骨折，肩胛骨骨折发病率约占全身骨折的 0.2%。若其一旦发生骨折，易同时伴发肋骨骨折，甚至血气胸等严重损伤，在诊治时需注意，按病情的轻重缓急进行处理。25% 的肩胛骨骨折合并同侧锁骨骨折或肩锁关节脱位，称为浮肩损伤。按骨折部位不同，一般分为以下类型。

（一）肩胛骨体部骨折

1.致伤机制

肩胛骨体部骨折多由仰位跌倒或来自侧后方的直接暴力所致。暴力多且较强，以肩胛体下部多见，可合并有肋骨骨折，甚至伴有胸部并发症。

2.临床表现

（1）疼痛。限于肩胛部，肩关节活动时尤为明显，其压痛部位多与骨折线相一致。

（2）肿胀。需要双侧对比才能发现，程度根据骨折类型而定。粉碎性骨折者因出血多，肿胀明显易见，甚至皮下可有瘀斑出现。而一般的裂缝骨折则多无肿胀。

（3）关节活动受限。患侧肩关节活动范围受限，并伴有剧痛而拒绝活动，尤其是外展时。

（4）肌肉痉挛包括冈上肌、冈下肌及肩胛下肌等因骨折及血肿刺激而出现持续性收缩样改变，甚至可出现假性肩袖损伤的症状。

3.诊断

（1）外伤史主要了解暴力的方向及强度。

（2）X 线片一般拍摄前后位、侧位及切线位。拍片时将患肢外展，可获得更清晰的影像。

（3）其他诊断困难者可借助 CT 扫描检查，并注意有无胸部损伤。

4.治疗

（1）无移位一般采用非手术疗法，包括患侧上肢吊带固定，早期冷敷或冰敷，后期热敷、理疗等。制动时间以 3 周为宜，可较早地开始肩部活动。

（2）有移位利用上肢的外展或内收来观察骨折端的对位情况，多采用外展架或卧床牵引将肢体置于理想对位状态固定。需要手术复位及固定者仅为个别病例。

5.预后

肩胛骨骨折一般预后良好，即使骨块有明显移位而畸形愈合的，也多无影响。除非错位骨压迫胸廓引起症状时才考虑手术治疗。

（二）肩胛颈骨折

1.致伤机制

肩胛颈骨折主要由作用于手掌、肘部的传导暴力所引起，但也见于外力撞击肩部的直接暴力所致。前者的远端骨片多呈一完整的块状，明显移位少见；后者多伴有肩胛盂骨折，且骨折块可呈粉碎状。

2.临床表现

（1）疼痛局限于肩部，肩关节活动时疼痛加重。压痛点多呈环状，并与骨折线相一致。

（2）肿胀见于有移位骨折，显示"方肩"样外形，锁骨下窝可完全消失，无移位骨折则变形不明显。

（3）活动受限一般均较明显，尤其是有移位骨折活动受限更严重。如将肩胛骨下角固定活动肩关节时除剧痛外，还可闻及骨擦音。对一般病例无需此种检查。

3.诊断

（1）外伤史一般均较明确。

（2）临床症状特点以肩部症状为主。

（3）X 线片能够较容易地显示骨折线及其移位情况。伴有胸部伤，或 X 线片显示不清的，可行 CT 扫描检查。

4.治疗

（1）无移位上肢悬吊固定 3～5 周。X 线片证明骨折已临床愈合时，可逐渐开始功能锻炼。

（2）有移位闭合复位后行外展架固定。年龄超过 55 岁者，可卧床牵引以维持骨折对位，一般无需手术治疗。对于移位超过 1cm 及旋转超过 40°者，保守治疗效果较差，可通过后方 Judet 入路切开复位重建钢板内固定术。术中可在冈下肌和小圆肌间进入，显露肩胛骨外侧缘、肩胛颈及肩关节后方。术中需防止肩胛上神经损伤。

5.预后

肩胛颈骨折患者预后一般良好。

（三）肩胛盂骨折

1.致伤机制及分型

肩胛盂骨折多由来自肩部的直接传导暴力，通过肱骨头作用于肩胛盂引起。视暴力强度与方向的不同，骨折片的形态及移位程度可有显著性差异，可能伴有肩关节脱位（多为一过性）及肱骨颈骨折等。骨折形态以盂缘撕脱及压缩性骨折为多见，也可遇到粉碎性骨折。

①I 型关节盂缘骨折，又分为 IA 型：前方关节盂缘骨折。IB 型：后方关节盂缘骨折。

②II 型关节盂横断骨折，骨折线分为横形或斜形，累及关节盂下方。

③III 型关节盂上方骨折，骨折线向内上达到喙突基底，常合并肩峰骨折、锁骨骨折及肩锁关节脱位等肩关节上方悬吊复合体（SSSC）的损伤。

④IV 型关节盂横断骨折，骨折线向内到达肩胛骨内缘。

⑤V 型 IV 型伴 II、III型或同时伴 II 和III型。

⑥VI 型整个关节盂的粉碎性骨折，伴或不伴肱骨头半脱位。

2.临床表现

由于骨折的程度及类型不同，症状差别也较大，基本症状与肩胛颈骨折相似。

3.诊断

除外伤史及临床症状外，主要依据 X 线片进行诊断及鉴别诊断。X 线投照方向除常规的前后位及侧位外，应加拍腋窝位，以判定肩盂的前缘、后缘有无撕脱性骨折。CT 平扫或三维重建有助于判断骨折的移位程度。

4.治疗

肩胛盂骨折是肩胛骨骨折中在处理上最为复杂的一种。依据骨折类型的不同，治疗方法有明显的差异。

①非手术治疗适用于高龄患者，可行牵引疗法，并在牵引下进行关节活动。牵引持续时间一般为 3～5 周，不宜超过 6 周。Ⅵ 型骨折应采用非手术治疗。

②手术治疗。手术治疗目的在于恢复关节面平整，避免创伤性关节炎，防止肩关节不稳定。对关节盂移位大于 2mm、肱骨头存在持续半脱位或不稳定者，合并 SSSC 损伤者可行手术切开复位内固定术。根据不同的骨折类型，选择前方及后方入路，用拉力螺钉固定骨折。关节内不可遗留任何骨片，以防继发损伤性关节炎。关节囊撕裂者应进行修复。术后用患肢以外展架固定。

③畸形愈合以功能锻炼疗法为主。畸形严重已影响关节功能及疼痛明显的，可行关节盂修整术或假体置换术。

5.预后

肩胛盂骨折患者一般预后较佳，只有关节面恢复不良而影响肩关节活动的，多需采取手术等补救性措施。

（四）肩峰骨折

因该骨块坚硬且骨突短而不易骨折，故肩峰骨折较少见。

1.致伤机制

主要有以下两种机制：

①直接暴力即来自肩峰上方垂直向下的外力，骨折线多位于肩锁关节外侧。

②间接传导暴力即当肩外展或内收位时跌倒，因肱骨大结节的杠杆顶撬作用而引

起骨折，骨折线多位于肩峰基底部。

2.临床表现

①疼痛，局部疼痛明显。

②肿胀，其解剖部位浅表，故局部肿胀显而易见，多伴有皮下淤血或血肿形成。

③活动受限，外展及上举动作受限，无移位骨折者较轻，合并肩锁关节脱位或锁骨骨折者较明显。

④其他除注意有无伴发骨折外，还应注意有无臂丛神经损伤。

3.诊断依据

①外伤史注意外力的方向。

②临床表现以肩峰局部为明显。

③X线片均应拍摄前后位、斜位及腋窝位，可较全面地了解骨折的类型及特点，在阅片时应注意与不闭合的肩峰骨骺相鉴别。

4.治疗

视骨折类型及并发伤的不同而酌情采取相应的措施。

①无移位将患肢用三角巾或一般吊带制动即可。

②手法复位指通过将患肢屈肘、贴胸后，由肘部向上加压可达复位目的的，可采用肩－肘－胸石膏固定，一般持续固定4～6周。

③开放复位内固定术手法复位失败的，可行开放复位张力带固定；一般情况下不宜采用单纯克氏针固定，以防其滑动移位至其他部位。

5.预后

肩峰骨折患者一般预后良好。如复位不良可引起肩关节外展受限及肩关节周围炎等后果。

（五）喙突骨折

喙突骨折相当少见，主要因为其位置深在，且易漏诊。

1.致伤机制

①直接暴力，多因严重暴力所致，一般与其他损伤伴发。

②间接暴力，当肩关节前脱位时，因肱骨头撞击及杠杆作用所致。

③肌肉韧带撕脱暴力，肩锁关节脱位时，喙肱肌和肱二头肌短头猛烈收缩或喙锁韧带牵拉，可引起喙突撕脱性骨折，此时骨折片多伴有明显移位。

2.临床表现

因解剖部位深在，主要表现为局部疼痛和屈肘、肩内收及深呼吸时肌肉收缩的牵拉痛。个别病例可合并臂丛神经受压症状。

3.诊断

除外伤史及临床表现外，主要依据 X 线片检查，拍摄前后位、斜位及腋窝位。

4.治疗

无移位及可复位患者，可行非手术疗法；移位明显或伴有臂丛神经症状患者，宜行探查术、开放复位及内固定术；晚期病例有症状患者，也可行喙突切除及联合肌腱固定术。

（六）肩胛冈骨折

肩胛冈骨折多与肩胛骨体部骨折同时发生，少有单发。诊断及治疗与体部骨折相似。

（七）浮肩

25%的肩胛骨骨折合并同侧锁骨骨折或肩锁关节脱位，称为浮肩损伤（FSI）。如治疗不当，可致肩关节功能障碍。

1.致伤机制

Gross 提出了肩关节上方悬吊复合体（SSSC）的概念，指出其是维持肩关节稳定的重要结构，并解释了其病理意义。SSSC 由锁骨外侧端、肩锁关节及其韧带、肩峰、肩胛盂、喙突及喙锁韧带所组成的环形结构。上方支柱为锁骨中段，下方支柱为肩胛体外侧部和肩胛冈。SSSC 一处骨折或韧带损伤时，对其稳定性影响较小，不发生明显的骨折移位或脱位；有 2 处或 2 处以上部位损伤时，才会造成不稳定，形成浮肩，并有手术指征。了解 SSSC 的构成有助于浮肩治疗方案的选择。浮肩肩胛带由于失去锁骨的骨性支撑悬吊作用，使得肩胛颈骨折移位和不稳定，其移位程度主要取决于同侧锁骨骨折或肩锁关节脱位。当肩关节悬吊的稳定性受到严重破坏时，局部肌肉的拉力和患肢重量将使骨折远端向前、下、内侧旋转移位。这种三维方向的移位可使肩峰及盂肱关节周围肌群的起止关系和结构长度发生改变，造成肩胛带严重短缩，从而导致肩关节外展乏力、活动度下降等功能障碍。

2.诊断

通过 X 线片，诊断一般并不困难。为了判断损伤程度，除常规前后位外，还应通过肩胛骨外侧穿胸投照侧位。如怀疑肩锁关节损伤，有时还须加拍 45°斜位片。CT扫描对准确判断损伤的程度很有价值。

3.治疗

为恢复肩关节的动力平衡，首先需恢复锁骨的完整性和稳定性。

①非手术治疗适用于肩胛颈骨折移位小于 5mm 者，非手术治疗疗效等于或优于手术治疗，且无并发症的风险。患肢制动，8 周后开始功能锻炼。

②切开复位内固定术适用于肩胛颈骨折移位大于 5mm 或非手术治疗中继发骨折移位者。通常对锁骨进行切开复位内固定术即可。通过完整的喙锁韧带和喙肩韧带的牵拉来达到肩胛颈骨折复位，也可同时进行肩胛颈和锁骨骨折钢板内固定术。肩胛颈部切开复位钢板内固定须防止伤及肩关节囊、旋肩胛肌，特别是小圆肌，以免缩小肩关节的活动范围，尤其是外旋功能。术后患者早期行功能锻炼时，最大限度地避免创伤及手术后"冻结肩"的发生。

三、锁骨骨折

锁骨为长管状骨，呈"S"形架于胸骨柄与肩胛骨之间，成为连接上肢与躯干之间唯一的骨性支架。因其较细及其所处解剖地位特殊，易受外力作用而引起骨折，属于门急诊常见的损伤之一，约占全身骨折的 5%，幼儿更为多见。通常将锁骨骨折分为远端（外侧端）、中段及内侧端骨折。因锁骨远端和内侧端骨折的治疗有特殊性，以下将进行分述。

1.致伤机制

多见于平地跌倒手掌或肩肘部着地的间接传导暴力所致，直接撞击等暴力则较少见。骨折部位好发于锁骨的中外 1/3 处，斜形多见。直接暴力所致者，多属粉碎性骨折，其部位偏中段。幼儿骨折时，因暴力多较轻、小儿骨膜较厚，常以无移位或轻度成角畸形多见。产伤所致锁骨骨折也可遇到，多无明显移位。成人锁骨骨折的典型移位所示：内侧断端因受胸锁乳突肌作用向上后方移位，外侧端则因骨折断端本身的重力影响而向下移位。由于胸大肌的收缩，断端同时出现短缩重叠移位。个别病例骨折端可刺破皮肤形成开放性骨折，并有可能伴有血管神经损伤，主要是下方的臂丛神经及锁骨下动、静脉，应注意检查，以防引起严重后果。直接暴力所致者还应注意有无肋骨骨折及其他胸部损伤

2.临床表现

①疼痛，多较明显，幼儿跌倒后啼哭不止，患肢拒动。切勿忘记脱衣检查肩部，否则易漏诊，年轻医师在冬夜值班时尤应注意。

②肿胀与畸形，除不完全骨折外，畸形及肿胀多较明显。因其浅在，易于检查发现及判断。

③压痛及传导叩痛，对小儿青枝骨折，可以通过对锁骨触诊压痛的部位来判断，并结合传导叩痛的部位加以对照。

④功能受限，骨折后患侧上肢运动明显受限，特别是上举及外展时因骨折端的疼痛而中止运动。

⑤其他注意上肢神经功能及桡动脉搏动，异常者应与健侧对比观察，以判定有无神经血管损伤。对直接暴力所致者，应对胸部认真检查，以排除外肋骨骨折及胸腔损伤。

3.诊断

①外伤史多较明确。

②临床表现如前所述，应注意明确有无伴发伤。

③X 线片不仅可明确诊断，还有利于对骨折类型及移位程度的判断。有伴发伤者，可酌情行 CT 或 MR 检查。

4.治疗

根据骨折类型、移位程度酌情选择相应疗法。

（1）青枝骨折

无移位者以"8"字绷带固定即可，有成角畸形的，复位后仍以"8"字绷带维持对位。有再移位倾向较大的儿童，则以"8"字石膏为宜。

（2）成年人无移位骨折

以"8"字石膏绷带固定 6～8 周，并注意对石膏塑形以防止发生移位。

（3）有移位骨折

均应在局部麻醉下先行手法复位，之后再施以"8"字石膏固定，操作要领如下：患者端坐、双手插腰挺胸、仰首及双肩后伸。术者立于患者后方，双手持住患者双肩前外侧处（或双肘外侧）朝上后方用力，使其仰伸挺胸；同时用膝前部抵于患者下胸段后方形成支点，这样可使骨折获得较理想的复位。在此基础上再行"8"字石膏绷带固定。为避免腋部血管及神经受压，在绕缠石膏绷带全过程中，助手应在蹲位状态下用双手中、示指呈交叉状置于患者双侧腋窝处。石膏绷带通过助手双手中、示指绕缠，并持续至石膏绷带成形为止。在一般情况下，锁骨骨折并不要求完全达到解剖对位，只要不是非常严重的移位，骨折愈合后均可获得良好的功能。

（4）开放复位及内固定

1）手术适应证

主要用于以下几种病例。

①有神经血管受压症状，经一般处理无明显改善或加重。

②手法复位失败的严重畸形。

③因职业关系，如演员、模特及其他舞台表演者，需双肩外形对称美观者，可放宽手术标准。

④其他，包括合并胸部损伤、骨折端不愈合或晚期畸形影响功能或职业者等。

2）手术病例选择

①中段骨折钢板固定目前应用最广泛，适用于中段各类型骨折，可选用锁骨重建钢板或锁定钢板内固定，钢板置于锁骨上方或前方。钢板置于锁骨上方时钻孔及拧入螺钉时应小心，防止过深伤及锁骨下静脉及胸腔内容物。

②髓内固定适用于中段横断骨折，多用带螺纹钢针或尾端带加压螺纹帽的钛弹性髓内钉经皮固定骨折，以防术后钢针滑移，半数患者可闭合复位内固定。现已较少用克氏针固定锁骨中段骨折，因为其易滑移，向外侧移位可致骨折端松动、皮下滑囊形成。曾有文献报道克氏针术后移位刺伤脊髓神经、滑入胸腔。

③MIPO 技术即经皮微创接骨术（MIPO），考虑肩颈部美观因素，通过小切口经皮下插入锁定钢板进行内固定。

3）术后处理

患肩以三角巾或外展架（用于固定时间长者）制动，并加强功能锻炼。

4）预后

除波及肩锁或胸锁关节及神经血管或胸腔受损外，绝大多数锁骨骨折患者预后均恢复佳。一般畸形及新生的骨痂多可自行改造。

参考文献

[1]人民军医出版社.消化系统疾病用药指南2021[M].北京：人民军医出版社，2021.

[2]丁彦青，张庆玲.消化系统疾病[M].北京：人民卫生出版社，2020.

[3]王清.消化内科常见病诊疗新进展[M].上海：上海交通大学出版社，2019.

[4]张善红.消化内科疾病临床护理实践手册[M].西安：西安交通大学出版社，2018.

[5]杜婷婷，张志明，雍文兴，等.现代医学慢性胃炎发病及机制研究现状[J].实用中医内科杂志，2021,35(6):65-69.

[6]《慢性胃炎基层诊疗指南(2019年)》发布[J].中华医学信息导报，2020,35(18):16-16.

[7]李佳琳.妇产科疾病诊治要点[M].北京：中国纺织出版社，2021.

[8]薛敏，潘琼.妇产科疾病处方速查[M].北京：人民卫生出版社，2021.

[9]程蔚蔚.妇科疾病健康教育指导手册[M].北京：中国医药科学技术出版社，2020.

[10]刘影哲，付亚杰，康针珍，等.基于数据挖掘探讨韩延华教授治疗月经病用药经验[J].世界科学技术—中医药现代化，2021,23(12):4569-4576.